AF599360

Luisa María Arvide Cambra

UN TRATADO DE CARDIOLOGÍA EN ABULCASIS

Edición, traducción y estudio del tratado IX del *Kitāb al-taṣrīf* de Abulcasis Al-Zahrāwī (c.936-c.1013)

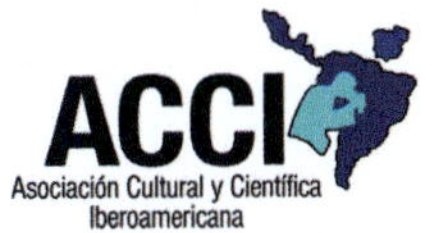

ISBN: 978-84-10041-88-2
Depósito Legal: M-26775-2025

© Editado por ACCI ediciones // www.acciediciones.com
Gestión, promoción y distribución: Límbica Ediciones S.L.
C./ Puentelarra, 68, 2º A, 28031 Madrid. España.
Tlf: 0034 91 3117696 // Email: pedidos@limbicaediciones.es

Disponible en librerías físicas y online.

A mi madre

SUMARIO

INTRODUCCIÓN

Abulcasis: Vida y Obra

Abū l-Qāsim Jalaf Ibn 'Abbās Al-Zahrāwī[1], que fue conocido en la tradición latina de varias maneras, entre ellas, Abulcasis[2], es el nombre completo mencionado en las fuentes árabes de uno de los más notables médicos y cirujanos de la historia de la ciencia en Al-Andalus. Al estudio de su figura y su obra me vengo dedicando desde hace años, y, tras un periodo en el que me he ocupado de otros importantes menesteres científicos, vuelvo a él con el mismo interés que al comienzo.

La vida de este sabio andaluz, que transcurrió en la época dorada del Califato omeya de Córdoba, está llena de lagunas, y poco o casi nada se sabe de ella. No existen datos suficientes como para asegurar la veracidad de algunas noticias acerca de

1 Véase el apartado Bibliografía, al final del libro: allí se encuentran las fuentes y los estudios sobre la figura de Abulcasis.

2 Otros nombres con los que fue conocido en la tradición latina son: Albucasis y Bucasis que, junto con Abulcasis, son alteraciones de su *kunya* Abū l-Qāsim; así como Alzaharavius, corrupción de su *nisba* Al-Zahrāwī (natural de al-Zahrā').

su biografía, y, por eso, las informaciones de las que disponemos hay que tomarlas con cierta precaución y cautela.

Nació, al parecer, en el famoso barrio cordobés de Madīna al-Zahrā' (de ahí su *nisba*[3] Al-Zahrāwī) después del año 936, ya que en esta fecha el califa Al-Manṣūr comenzó la edificación de esta ciudad.

Casi con toda seguridad alcanzó una elevada posición en la sociedad de su tiempo, puesto que ésta era una característica habitual entre los médicos de entonces, a pesar de que él mismo afirma en sus escritos que no pertenecía a la gente pudiente como la mayoría de sus colegas de la época.

También se suele aceptar como cierta la información de que dirigió una escuela privada de medicina, a la que acudían estudiantes de todas partes, atraídos por su prestigio, para escuchar sus lecciones y aprender de su boca el arte de la salud. Algunos de los tratados de Abulcasis están dedicados a estos alumnos a los que él llama "hijos", por considerarlos como tales.

Asimismo, se piensa que posiblemente llegó a ser médico de la corte de los califas omeyas de Córdoba, aunque las fuentes árabes no hacen mención de este dato. Esta creencia proviene de una referencia tomada por Conde[4], en la que no se especifica la fuente, que dice lo siguiente: "En las casas del visir 'Īsà [Yaḥyà] Ibn Isḥāq y de Jalaf Ibn 'Abbās Al-Zahrāwī, que eran dos médicos famosos por sus conocimientos en todas las ciencias y en particular por sus excelentes obras de medici-

3 Parte del nombre árabe clásico que hace referencia a su lugar de nacimiento o adopción, su linaje y su procedencia.

4 J.A.Conde, *Historia de la dominación árabe en España*, Madrid 1874.

na, se celebraban conferencias y reuniones de hombres expertos en física, astronomía y matemáticas. Ambos (Ibn Isḥāq y Al-Zahrāwī) eran médicos al servicio de 'Abd Al-Raḥmān Al-Nāṣir y personas virtuosas y benefactoras. Sus casas estaban abiertas de día y de noche y en ellas se atendían las consultas médicas de los pobres".

Pero llama la atención, en contraposición con esta cita, que dos importantes historiadores de la ciencia árabe en Al-Andalus, como son Ibn Ŷulŷul y Ṣā'id Al-Andalusī, no hagan ningún tipo de mención a Abulcasis en sus respectivos libros[5], lo que puede poner en duda la relevancia científica alcanzada por el cordobés, de la que se habla en la reseña de Conde. Además, los dos historiadores fueron casi coetáneos suyos: Ibn Ŷulŷul terminó de componer su obra, según Ibn Al-Abbār[6], en el año 377 de la hégira /circa 986, cuando Abulcasis contaba unos 50 años de edad, y con 30 años ya había compuesto parte de sus tratados. ¿Lo ignoró Ibn Ŷulŷul porque no pertenecía a la clase próxima al poder o es que no gozaba del suficiente prestigio y notoriedad como para incluirlo? Por otra parte, Ṣā'id Al-Andalusī vivió poco después de la muerte de Al- Zahrāwī y compuso su obra en el año 460/1068, y no menciona nada de su persona ni del *Kitāb al-Taṣrīf* (Libro de la disposición médica).

Tenemos, pues, que esperar unos años después de la muerte del sabio cordobés para que se haga una referencia a

5 *Ṭabaqāt al-aṭibbā' wa-l-ḥukamā'*, de Ibn Ŷulŷul, ed. Fu'ād Sayyid, al-Qāhira 1374/1955; y *Ṭabaqāt al-ummam*, de Ṣā'id Al-Andalusī, de la que hay muchas ediciones, entre ellas, por ejemplo, la de Hayat 'Ulwan, Bayrūt 1985.

6 *Kitāb al-takmila li-kitāb al-ṣila*, ed. Codera, Madrid 1915, pp.297-298.

él y fue Abū Muḥammad 'Alī Ibn Aḥmad Ibn Ḥazm (m.1063) quien lo cita en su célebre *Risāla fī-faḍl Al-Andalus wa-riŷālihā*[7] (Epístola acerca de la superioridad de Al-Andalus y sus hombres, llamada también "El elogio de Al-Andalus"), con grandes alabanzas a su persona y su legado. Le siguen su alumno Abū 'Abd Allāh Muḥammad Ibn Abī Naṣr Futūḥ Al-Ḥumaydī (m.1095), que destaca la relevancia científica de Abulcasis y no dice nada de que estuviera al servicio de 'Abd Al-Raḥmān III ni de ninguno de los califas posteriores[8]. Al-Ḍabbī[9] (m.1203), que copia literalmente la semblanza y la información de Al-Ḥumaydī. Y, en el siglo XVII, Al-Maqqārī[10] (m.1632), que le da el nombre de Jalaf Ibn 'Ayyās Al-Zahrāwī, transmite lo dicho por Ibn Ḥazm, y añade la información dada por Ibn Sa'īd Al-Magribī (m.1286) en el *Mugrib* de que el *Kitāb al-Taṣrīf* sirvió de fuente para la materia médica de Ibn Al-Bayṭār; etcétera.

Está claro que la figura de Abulcasis no llamó suficientemente la atención de la mayoría de los historiadores de la ciencia árabe y de los compiladores andalusíes coetáneos. Esta falta de datos por parte de las fuentes árabes es la causa de las dudas sobre la veracidad de las noticias de su biografía y de las contradicciones existentes en torno a ella, de forma que casi todo se reduzca a especulaciones y elucubraciones.

7 Cf. Ihsan 'Abbas, *Rasā'il Ibn Ḥazm al-Andalusī*, Bayrūt 1981, p.185.
8 *Ŷaḏwat al-Muqtabis*, ed. Muhammad Ibn Tawit Al-Tanyi, al-Qāhira 1372/1952, p.195.
9 *Bugya al-multamis*, ed. Codera, Madrid 1885, p.271.
10 Cf. *Nafḥ al-ṭīb* (*Analectes sur l'histoire et la littérature des Arabs de l'Espagne*), Leiden 1855-61, II, pp. 119, 125.

En cuanto a los historiadores de Oriente, éstos son más propensos a su elogio. Por ejemplo, Ibn Abī Uṣaybi'a[11] nos dice que Abulcasis era un médico excelente, experto en los remedios simples y compuestos, y con muy "buen ojo clínico", ya que sus tratamientos eran muy eficaces. Asimismo, indica que era autor de obras conocidas en el campo de la medicina y que la más importante y célebre de ellas era el *Taṣrīf*[12], un libro muy completo en esta disciplina por los conocimientos que encerraba.

Abulcasis murió alrededor del año 1013. Hay dos referencias de que su muerte se produjo a principios del siglo XI, pero tampoco se da una fecha exacta. La primera es la de Ibn Baškuwāl[13], que nos dice que murió poco después del año 400 de la hégira, es decir, 1009/1010 de la era cristiana; y la segunda es la de León el Africano[14], que nos proporciona para su muerte la fecha de 404 hégira/1013 era cristiana.

Hay un número considerable de médicos árabes de Oriente y Occidente que lo citan en su obra, entre ellos: Al-Gāfiqī (s.XI),

---

11 *'Uyūn al-anbā' fī-ṭabaqāt al-aṭibbā'*, II, Bayrūt 1979, p.85.

12 No parece que fuera así y que Abulcasis escribiera muchas obras. La estructura propia del *Taṣrīf* debió de confundir a Ibn Abī Uṣaybi'a, ya que el libro está dividido en treinta *maqālas* o tratados, los cuales están subdivididos a su vez en capítulos, y éstos, en apartados o subcapítulos; y comoquiera que en algunos manuscritos se encuentra la palabra *kitāb* en lugar de *maqāla*, esto tuvo que ser lo que indujo a error a Ibn Abī Uṣaybi'a y hacerle pensar que el médico cordobés había compuesto varias obras. De hecho, Ibn Ḥazm (Cf. Al-Maqqārī, *Nafḥ al-ṭīb, op.cit.*, II, p.119) también habla de "*kutub al-Taṣrīf*" ("libros del *Taṣrīf*"), pero lo más probable es que se refiriera a los tratados que componen la obra.

13 *Kitāb al-ṣila*: Al-Zahrāwī, nº 372.

14 *Tractatus de vitis philosophorum araborum*, Zurich 1664.

en su tratado de oculística (*Kitāb al-akḥāl*, Libro de los colirios); Ibn Al-'Awwām (s.XII), en su tratado de agricultura (*Kitāb al-filāḥa*); Ibn Al-Bayṭār (s.XIII) en su tratado de simples (*Mugnī fī-l-adwiya al-mufrada*, Compendio de medicamentos simples); Al-Suwaydī (s.XIII) en su *Tadkira* (Memorandum); Ṣalāḥ Al-Dīn Ibn Yūsuf (s.XIII) en su tratado de oftalmología (*Kitāb fī-l-akḥāl*, Libro de los colirios); Abū Al-Muḥassan, en su tratado sobre los ojos; Ibn Al-Quff (s.XIII), en su tratado de cirugía, etcétera.

La importancia de Al-Zahrāwī, que fue simultáneamente farmacólogo, médico, dentista, oculista y, sobre todo, cirujano, es indiscutible. Su legado ocupa un lugar de primer orden en la historia de la ciencia árabe y universal debido, entre otras cosas, a la influencia que sus aportaciones ejercieron en Europa hasta finales del siglo XVI, especialmente en el campo de la cirugía, donde fue pionero y donde consiguió revolucionar el concepto que hasta entonces se tenía de ella[15].

La obra maestra de este ilustre científico hispano-árabe es la titulada *Kitāb al-taṣrīf li-man 'aŷiza 'an al-ta'līf* (Libro de la disposición médica para aquellos que no son capaces de saberlo por sí mismos), también conocida por su nombre abreviado: *Kitāb al-Taṣrīf* (Libro de la disposición médica), o simplemente el *Taṣrīf*[16]

15 Pero, si tenemos en cuenta su importancia y la influencia científica que tuvo Al- Al-Zahrāwī, no existen muchos estudios de su obra y, concretamente, en español apenas se encuentran solamente mis trabajos.

16 También se le atribuye la conocida con el nombre de *Kitāb fī-l-ṭibb li-'amal al-ŷarrāḥīn* (Libro de medicina para la práctica de los cirujanos) (Cf. Varios autores, "Corpus medicorum arabico-hispanorum", *Awrāq*, IV, Madrid 1981, p.84), que en realidad se trata de la *maqāla* XXX del *Taṣrīf* o una

El *Kitāb al-Taṣrīf*

Esta obra, que se encuentra recogida en treinta y nueve códices repartidos por todo el mundo[17], es de carácter enciclopédico y es uno de las composiciones médicas más voluminosas escritas en el mundo islámico. Abarca un amplio espectro del conocimiento científico de la época: teoría de la ciencia médica y la ciencia quirúrgica, práctica de ambas, dieta y farmacopea.

El libro está dividido en treinta *maqālas* o tratados, cada uno de los cuales va precedido de un título que resume su contenido:

-Tratado I. Tratado de fisiología: Acerca de los principios y los elementos básicos de la naturaleza; y acerca de los humores, las complexiones y todos los órganos del cuerpo humano.

-Tratado II. Tratado de patología: Acerca de los distintos tipos de enfermedades y dolencias del cuerpo humano: clasificación, causas, síntomas y tratamiento para su curación.

-Tratado III. Tratado de farmacología y de medicina general: Acerca de los electuarios y los opiatos que se almacenan y se guardan.

-Tratado IV. Tratado de farmacología y de medicina general: Acerca de la triaca y los remedios simples beneficiosos para todos los venenos.

---

variante de ella; esa es la impresión que saqué de la lectura que realicé del manuscrito donde está recogida: el *Ms.Deutsche Staatsbibliothek zu Berlin*, nº 6254, mf.91, durante una estancia mía en la capital alemana en 1999.

17 Sobre estos manuscritos, véase: L.M.Arvide Cambra, *Un tratado de oftalmología en Abulcasis*, Servicio de Publicaciones de la Universidad de Almería, Almería 2000, pp.13-16.

-Tratado V. Tratado de farmacología y de medicina general: Acerca de las hieras y su conservación.

-Tratado VI. Tratado de farmacología y de medicina general: Acerca de los remedios laxantes.

-Tratado VII. Tratado de farmacología y de medicina general: Acerca de los remedios que provocan el vómito y acerca de las lavativas.

-Tratado VIII. Tratado de farmacología y de medicina general: Acerca de los remedios laxantes de delicioso sabor.

-Tratado IX. Tratado de farmacología y de medicina general: Acerca de los remedios del corazón.

-Tratado X. Tratado de farmacología y de medicina general: Acerca de los electuarios hechos con mirobálanos, los supositorios y los purgantes.

-Tratado XI. Tratado de farmacología y de medicina general: Acerca de los *ŷawārīš*[18] y los *kammūniyyāt*[19].

-Tratado XII. Tratado de farmacología y de medicina general: Acerca de los remedios que engordan y de los diuréticos.

-Tratado XIII. Tratado de farmacología y de medicina general: Acerca de los jarabes, los brebajes de ojimiel y los arropes.

-Tratado XIV. Tratado de farmacología y de medicina general: Acerca de las cocciones y las infusiones laxantes y no laxantes.

18 Tipo de medicamentos compuestos.
19 Tipo de medicamentos compuestos.

-Tratado XV. Tratado de farmacología y de medicina general: Acerca de las compotas, sus beneficios, su preparación, su disposición y su conservación.

-Tratado XVI. Tratado de farmacología y de medicina general: Acerca de los polvos medicinales.

-Tratado XVII. Tratado de farmacología y de medicina general: Acerca de las pastillas.

-Tratado XVIII. Tratado de farmacología y de medicina general: Acerca de las inhalaciones, los vapores, las gotas, los polvos medicinales, las mechas y los gargarismos.

-Tratado XIX. Tratado de farmacología y de cosmética: Acerca del perfume, el adorno y el embellecimiento corporal.

-Tratado XX. Tratado de farmacología y de oftalmología: Acerca de los colirios, los alcoholes, las gotas y otros remedios beneficiosos para los ojos.

-Tratado XXI. Tratado de farmacología y de odontología y estomatología: Acerca de los dentífricos para la higiene buco-dental y de los remedios beneficiosos para la cavidad oral.

-Tratado XXII. Tratado de farmacología y de neumología: Acerca de los remedios del pecho.

-Tratado XXIII. Tratado de farmacología y de medicina general: Acerca de los vendajes y sus clases.

-Tratado XXIV. Tratado de farmacología y de medicina general: Acerca de la fabricación de las pomadas.

-Tratado XXV. Tratado de farmacología y de medicina general: Acerca de la fabricación de los aceites y los ungüentos.

-Tratado XXVI. Tratado de farmacología y de nutrición: Acerca de la dieta de los enfermos y de los sanos.

-Tratado XXVII. Tratado de farmacología, de medicina general y de nutrición: Acerca de las características naturales de los remedios y los alimentos, con mención a su fuerza y sus propiedades.

-Tratado XXVIII. Tratado de farmacología y de medicina general: Acerca de la composición de los remedios y la combustión de los minerales, y su aplicación a la medicina.

-Tratado XXIX. Tratado de materia médica: Acerca de los nombres de las drogas en las diferentes lenguas, con mención de sus sucedáneos y con comentario de los que aparecen en los libros de medicina, y acerca de los pesos y las medidas.

-Tratado XXX. Tratado de cirugía: Acerca de las operaciones manuales para atajar los males y las dolencias: cauterización, reducción de fracturas de huesos, etcétera.

Esta monumental obra se nutre de muchas citas a diversas fuentes como, por ejemplo: Archígenes de Apamea, Asclepiades, Cleopatra, Critón, Dioscórides, Galeno, Paulos de Egina, Ḥunayn Ibn Isḥāq, Yaḥyà (Yūḥanna) Ibn Māsawayh, Sābūr Ibn Sahl, Isḥāq Ibn Al-Hayṯam, Ibn Ŷulŷul, Yūsuf Al-Sāhir, Masiḥ Al-Dimašqī, Al-Rāzī, Ibn Al-Ŷazzār, Isḥāq Ibn ʻImrān, ʻAlī Ibn ʻĪsà Al-Kaḥḥāl, etcétera. También hace menciones a obras importante en la historia de la medicina y la farmacopea, como por ejemplo: *Kitāb al-nuŷḥ* de Ibn Māsawayh; *Kitāb al-sahar*, de Qusṭā Ibn Lūqā, *Kitāb al-sirr*, *Kitāb al-bugya* y *al-Kitāb al-Manṣūrī* de Al-Rāzī; *Kitāb al-mayāmir* y *Kitāb al-adwiya*, de Galeno; el libro de Paulos; el libro de Al-Masīḥ; *Kitāb al-sumūm*, de Isḥāq Ibn Al-Hayṯam; *Al-Kitāb fī-l-'ayn*, de Ḥunayn Ibn Isḥāq; etcétera. Y, finalmente, se completa con los conocimientos y la experiencia adquirida por Abulcasis a lo largo de su profesión médica.

En el ámbito de la medicina, entre los aspectos más sobresalientes y novedosos que se encuentran en el *Taṣrīf* están, entre otros, los siguientes:

1. Es el primer libro donde se describen detalladamente y con precisión la hemofilia, los quistes de hidátide, la fístula lacrimal y los pólipos en el oído.

2. Se da una explicación de un caso de hidrocefalia por defecto congénito, causado por la obstrucción del drenaje en el fluido cerebral del paciente.

3. Se introduce el concepto de lo que ahora es conocido en obstetricia como posición de Walcher.

En farmacología, se sobrepasan las aportaciones de Dioscórides, cuya *Materia médica* conoció Abulcasis a través de la versión árabe de Iṣṭifan Ibn Basīl, y se incluye la preparación de nuevos remedios, de manera que el *Taṣrīf* ocupa un lugar destacado en la aportación árabe a la farmacopea medieval.

Y en cirugía es donde Al-Zahrāwī y su obra desempeñan un papel de primer orden en la historia de la ciencia universal. El tratado XXX está dedicado por completo a esta especialidad[20] e incluye, entre otras cosas, cauterización, escarificaciones, encajamiento de huesos, sangrías, extracción de piedras de la vejiga y el riñón, extracción de instrumentos punzantes, obstetricia y uso de material quirúrgico, extirpación de pólipos, tratamiento de fracturas y heridas, métodos para detener las hemorragias, uso y empleo de diferentes tipos de hilos para coser en las intervenciones quirúrgicas, y operaciones de ojos, oídos y garganta. El tratado XXX, traducido al latín en el siglo XII por Gerardo de Cremona, fue considerado durante siglos como el manual de cirugía de Salerno, Montpellier y otras escuelas de medicina. Contiene el cuadro más antiguo de la historia de instrumentos quirúrgicos y se describen alrededor de doscientos con muchas ilustraciones e instrucciones para su correcto empleo, que influyeron en otros autores árabes, ayudaron a las fundaciones de cirugía de Europa y dejaron su huella en cirujanos cristianos de la Edad Media como, por ejemplo, Roger de Parma, Lanfranco da Milano[21], Giuglielmo da Saliceto, Girolamo Fabrici d´Acquapendente[22] y, sobre todo, Guy de Chauliac (s.XIV), cuya obra[23], en la que se cita muchas veces el *Kitāb al-Taṣrīf*, ejerció influencia en la cirugía hasta el siglo XVII.

20 En algunos de los restantes tratados se dan también ciertos casos de cirugía, aunque son escasos y puntuales.

21 Cf. *Chirurgia Magna*, Lyon 1270 (*editio princeps*). *Chirurgia Parva*, Paris 1293.

22 Cf. *Pentateuchos chirurgicum,* 1585. *De visione auditu*, 1600. *De locutione et Rius instrumentis*, 1601. *De gula ventriculo, intestinis tractatus*, 1618. *et alii.*

23 *Inventarium s. collectorium artis chirurgicalis*, conocida también como *Chirurgia Magna*.

Las aportaciones más destacadas de Al-Zahrāwī en el ámbito quirúrgico son, entre otras: elevó la consideración de la cirugía al nivel de la medicina, gracias a su capacidad de observación y su práctica cuidadosa; insistió en la utilidad de enseñar anatomía y de instruirse en cirugía; usó legras manuales para arrancar el sarro de los dientes; describió con exactitud algunas operaciones de los ojos donde empleó cuchillas y garfios; introdujo nuevas ideas sobre cauterización de heridas; enfatizó en la necesidad de las técnicas de la vivisección y la disección; perfeccionó diversas operaciones delicadas, como la extracción de fetos muertos y la amputación de miembros; aplicó escayolas y vendajes para tratar las fracturas; perfeccionó las técnicas del empaste y la prótesis dental; fue el precursor de la moderna ortodoncia, en cuanto que se refirió y discutió el problema de los dientes mal posicionados y la forma de rectificar estos defectos; etcétera.

EL TRATADO IX DEL *KITĀB AL-TAṢRĪF*

El Tratado IX: Manuscritos. Características Generales

Como nos indica el propio autor al comienzo, la *maqāla* IX del *Kitāb al-Taṣrīf* es un interesante manual de cardiología, aunque también lo es de aspectos relacionados con otras áreas científicas, como son la neurología, la psiquiatría y la psicología, ya que muchos de los preparados que se describen en sus páginas son de múltiple utilidad y benefician enfermedades diversas. Este tratado es de carácter fundamentalmente farmacológico, y terapéutico, e incluye gran cantidad de recetas de remedios, con mención de su forma de preparación, las enfermedades y dolencias que curan, y los órganos para los que son provechosos.

Esta parte del *Taṣrīf*, como el resto del libro y como ya he indicado con anterioridad, está muy nutrido de citas a otros autores y obras, a los que me referiré más adelante, evidenciando de nuevo la vasta cultura y la preparación científica que poseía Abulcasis.

El tratado IX se encuentra recogido en los siguientes manuscritos:

A) Ms árabe nº 502 de la Süleymaniye Umūmī Kütüphanesi, de Estambul:

580 folios; paginación única; 33 líneas por página, excepto algunas que tienen 31; única foliación; letra negra oriental, pequeña y bien puntuada; difícil lectura; misma mano; sin anotaciones marginales; 16 x 23,5 cm de dimensión de caja; sin encabezamientos ni epígrafes destacados; todo el escrito fluye como un único texto hasta el final; buena conservación; no aparece nombre del copista; la fecha de la terminación es el día 18 del mes de Ramaḍān del año 902 de la hégira, que se corresponde con el sábado 20 de mayo de 1497 de la era cristiana. El manuscrito contiene todos los tratados del *Taṣrīf*, y el tratado IX está incluido entre los folios 449 y 461, que tienen las mismas características que el resto de las páginas del resto del códice.

B) Ms. árabe nº 137 de la colección Ṭibb Taymūr, de la Egyptian National Library and Archives (Dār al-Kutub al-Miṣriyya), de El Cairo:

205 folios, doble paginación, 31 líneas por página, letra negra oriental, encabezamientos en rojo, irregularmente puntuada, ya que faltan puntos diacríticos en la mayoría de los casos; regularmente conservado; difícil lectura. El manuscrito contiene hasta el tratado XV del *Taṣrīf*, que parece estar incompleto, pues la parte final está ilegible. Sin nombre del copista ni fecha de terminación de la copia. El tratado IX está catalogado en la Biblioteca entre el fº163vº y el fº168rº, lo que es un error, pues tras su lectura he podido comprobar que su primera y correcta paginación, la señalada en la parte superior

izquierda del folio, como en todos los códices, es entre el fº174vº y el fº179rº, y esta numeración es la que he utilizado en la traducción, indicándola en nota a la misma[24].

C) Ms. árabe no.16, vol.4 (Arabic Catalogue), Medical Works no.14, de la Khuda Bakhsh Oriental Public Library Bankipore, de Patna, Bihar, en La India.

494 folios, letra negra magrebí, 35 líneas por página, 10,75 cm x 7,5 cm (8,5 x 5) de dimensión; escritura no uniforme; encabezamientos destacados en letra más grande; mal conservado; hay partes destruidas y algunas páginas en blanco; difícil lectura. No aparece el nombre del copista. En el último folio se lee la fecha de la copia: Rabīʿ II, de 1121 de la hégira / 1710 d.C. El tratado IX, incluido entre los folios 221vº y 224vº del manuscrito, está incompleto y falta mucho contenido. Los últimos folios son ilegibles por la proliferación de manchas que imposibilitan su interpretación. El último folio (fº124vº) no incluye el tratado IX, sino el comienzo del tratado XX, sobre oftalmología. La catalogación de la Biblioteca es, pues, incorrecta.

En cuanto a su estructura, el tratado está dividido en un solo capítulo. En él se describen 62 recetas de remedios beneficiosos, básicamente, para el tratamiento de dolencias y padecimientos del corazón; aunque, como ya he indicado antes, en la mayoría de ellas, los medicamentos reseñados sirven también para la cura de otras enfermedades y afecciones relacionadas con otras especialidades, como la neurología, la psiquiatría y

24 Hay una 3ª paginación al pie del folio del manuscrito: entre el fº160vº y el fº165rº, posiblemente añadida después por algún copista.

la psicología. Se trata, pues, de un interesante manual de medicina medieval, de gran valor farmacológico. No hay ningún caso de cirugía.

Por su constitución, los remedios y los preparados descritos son, entre otros: triacas, electuarios, pastillas, polvos, pastas, infusiones, polvos, brebajes, aceites, ungüentos, jarabes, inhalaciones, cocidos, emplastos, supositorios, apósitos y vendajes; siendo las recetas de electuarios las que predominan en el texto. Y atendiendo a las propiedades terapéuticas de estos medicamentos, encontramos remedios resolutivos (analgésicos y antiinflamatorios); reparadores y regeneradores; y reconstituyentes; muchos de ellos se refieren también a sus beneficios para el estado de ánimo y la psique, que Abulcasis llama "espíritu" y/o "alma".

A lo largo de estas páginas hay numerosas alusiones a autores de gran relieve, y entre los escritores citados en esta parte del tratado, tenemos[25]:

1. Andrómaco[26] (receta 1)

Andrómaco es el nombre de dos antiguos médicos griegos, Andrómaco el Viejo y Andrómaco el Joven, padre e hijo, que vivieron en la época del emperador Nerón. En este tratado Abulcasis se refiere al padre, que nació en Creta y fue médico de Nerón hacia los años 54-68 d. C. Fue la primera persona

25 Para facilitar al lector la identificación del personaje, en cada uno de los autores se indica, entre paréntesis, el número de las recetas donde aparece su nombre.

26 Cf. Vivian Nutton, *Ancient Medicine*, London-New York, 2004, pp. 177-8.

a quien se le dio el título de arquiatre (*archiatro*), es decir, médico principal que sirve a un monarca, y es conocido por haber sido el inventor de un famoso antídoto, bautizado con su nombre, *Theriaca Andromachi* (la triaca de Andrómaco), el remedio cuya receta aparece citada en el texto, y que durante mucho tiempo gozó de gran fama. Andrómaco dejó las instrucciones para hacer este preparado en una elegía de 174 líneas dedicada a Nerón[27].

2. Ibn Māsawayh[28] (recetas 1, 3, 22, 46)

Abū Zakariyā' Yuḥannā (Yaḥyà) Ibn Māsawayh, de cuya cronología sólo se tiene la certeza del año de su muerte, 243 de la hégira/875 d.C., es uno de los más típicos representantes de la ciencia de su tiempo. Formado en la escuela de Ŷundīšābūr, sus conocimientos suponen una mezcla de elementos helenísticos, ideas cristianas y recetas prácticas de Oriente, cuyo resultado fue unir en un solo cuerpo la alquimia, la medicina y la astrología. Traductor de obras científicas griegas, perteneció a la *Bayt al-Ḥikma* (Casa de la Sabiduría) de Bagdad, de la que llegó a ser director, al tiempo que ejercía como médico de la corte califal donde destacó como especialista en dietética. De sus obras, que ascienden a unas cuarenta, según sus biógrafos, sólo se conservan alrededor de diez en texto árabe, siendo más

27 Cf. Galeno, *De Antidotis*, I, 6, y *De Theriaca*. Vol.XIV, pp. 32-42

28 Cf. C.Brockelmann, *Geschichte*, I, p.232, y *Supplementband*, I, p.416; F.Sezgin, *Geschichte*, III, pp.231-236; M.Ullmann, *Die Medizin*, pp.112-115; P.Sbath, *Les axioms médicaux de Yohanna Ben Massawaïh, célèbre médecin chrétien décedé en 857*, El Cairo 1934; J.C.Vadet, E.I., 2ª ed., III, pp.896-897.

numerosas las versiones latinas. Entre ellas se encuenta el *Kitāb jawāṣṣ al-agḏiya* (Libro de las propiedades de los alimentos)[29].

3. Galeno[30] (recetas 2, 43, 44, 45, 59)

Ŷālīnūs es el nombre árabe de este ilustre médico nacido en Pérgamo, Asia Menor, en el año 129, y muerto en Roma hacia el año 199. Estudió matemáticas, filosofía y medicina. En Roma fue médico de la corte y alcanzó fama y fortuna. Hábil orador, congregaba grandes auditorios a los que ilustraba con espectaculares experimentos. Su obra, procedente en gran parte de las teorías de Hipócrates y Aristóteles, perduró como principal saber médico hasta mediados del siglo XVII, gracias a la labor de transmisión de los árabes, para quienes es junto con Hipócrates una de las figuras científicas más representativas, de las más citadas y de las que ejercieron más influencia sobre ellos. Escribió más de ciento veinte libros, muchos de ellos están perdidos en su original griego y se conocen a través de las traducciones árabes que comenzaron en el siglo VIII. Es el último gran autor de obras médicas de la antigüedad griega y se distingue como anatomista y fisiólogo. En el campo de la anatomía, enriqueció los conocimientos de la época con las descripciones de vivisecciones y disecciones de animales, que realizaba públicamente; en el hombre sólo realizó algunas disecciones confirmatorias. En el campo de la fisiología,

29 Véase: Amador Díaz García, "El *Kitāb jawāṣṣ al-agḏiya* de Ibn Māsawayh. Edición, traducción y estudio con glosarios", *Miscelánea de Estudios Árabes y Hebraicos*", Vol.27-28, 1978-1979, 7-63.

30 Cf. F.Sezgin, *Geschichte*, III, pp.68-140; M.Ullmann, *Die Medizin*, pp.35-68; R.Walzer, E.I., 2ª ed., II, pp.413-414; L.García Ballester, *Galeno en la sociedad y en la ciencia de su tiempo (c.130-c.200 d.deC.)*, Madrid 1972.

explicaba la unidad funcional por los neumas o espíritus, considerando un neuma vital o corazón, un neuma somático o cerebro y un neuma orgánico o hígado. Realizó experimentos, descerebrando y seccionando la médula de animales, e intentó explicar fenómenos como la respiración y la fonación. Su patología era humoral, como la hipocrática, y admitía además otras alteraciones por lesiones de órganos y tejidos. En cuanto a la etiología, admitía unas causas que predisponen, y otras ocasionales e inmediatas. Aceptaba la fuerza medicatriz como el conjunto de actividades que mantienen la salud; y, por tanto, consideraba los medicamentos como coadyuvantes de esta fuerza. Es el autor más citado por Abulcasis en este tratado.

4. Ibn Al-Ŷazzār[31] (recetas: 2, 4, 22, 28)

Abū Ŷa'far Aḥmad Ibn Ibrāhīm Ibn Abī Jālid Al-Ŷazzār, célebre médico tunecino de Qayrawān, muerto hacia el año 395 de la hégira/1004-1005 d.C. Pertenecía a una familia de médicos, pues su padre y su tío también lo fueron. Filántropo y sabio, se preocupó en curar no solamente a los ricos y grandes, como la mayoría de sus colegas, sino también a los pobres y desheredados, para quienes compuso su libro *Ṭibb al-fuqarā'* (Medicina de los pobres), desafortunadamente perdido así como casi toda su producción médica, casi una veintena de títulos, a excepción de dos obras: *Risāla fi-abdāl al-adwiya* (Epístola acerca de los medicamentos sucedáneos) y, sobre todo, la célebre *Zād al-musāfir* (Viático del viajero), introducida en España por su

31 Cf. Ibn Ŷulŷul, *Ṭabaqāt al-aṭibbā'*, II, pp.88-91; Ibn Abī Uṣaybi'a, *'Uyūn al-anbā'*., II, pp.37-38; C.Brockelmann, *Supplementband*, I, p.587; F.Sezgin, *Geschichte*, III, pp.304-307; M.Ullmann, *Die Medizin*, pp.147-149; Hady Roger Idris, E.I., 2ª ed., III, p.777.

discípulo 'Umar Ibn Ḥafṣ Ibn Bāriq, conocida en Italia y traducida al griego cuando el autor aún vivía, y al latín y al hebreo más tarde. Escribió también obras de filosofía e historia.

5. Al-Masīḥ[32] (receta 5)

Abū l-Ḥasan 'Īsà Ibn Ḥakam Al-Dimašqī, conocido por Masīḥ y Al-Masīḥ. Vivió por el año 225 de la hégira / año 840 d.C., y fue médico en Damasco. Entre sus obras, destacan *Manāfi' al-ḥayawān* (Beneficios de los animales) y, sobre todo, *Kunnāš kabīr fī l-ṭibb* (Grandes principios de la medicina), de carácter enciclopédico.

6. Al-Rāzī[33] (recetas 17, 35, 61)

Abū Bakr Muhammad Ibn Zakariyā' Al-Rāzī (865-925), conocido entre los latinos como Rhazes, nació en Rayy cerca de Teherán. Persa de nacimiento, sin duda ha sido el más grande y original de todos los médicos musulmanes y uno de los autores más prolíficos en lengua árabe. Fue médico jefe del hospital de Bagdad y ha sido considerado el inventor del sedal en cirugía. Sus biógrafos le atribuyen unas ciento trece obras mayores y unos veintiocho trabajos de menor extensión, de los cuales doce son sobre alquimia. Su obra capital y la más conocida e importante es *Al-Ḥāwī* (El Continente), que fue traducida por primera vez al latín, bajo los auspicios de Carlos I de Anjou, por

32 Cf. Ibn Ŷulŷul, *Ṭabaqāt al-aṭibbā'*, I, pp.120-121; 'Umar R.Kaḥḥāla, *Mu'ŷam al-mu'allifīn*, 8, p.23; C.Brockelmann, *Supplementband*, II, p.1029; F.Sezgin, *Geschichte*, III, pp.227-228; M.Ullmann, *Die Medizin*, pp.112, 143.

33 Cf. C.Brockelmann, *Geschichte*, I, p.233, y *Supplementband*, I, p.417; F.Sezgin, *Geschichte*, III, pp.274-294; M.Ullmann, *Die Medizin.*, pp.128-136.

el médico judío siciliano Faraŷ Ibn Sālim en el año 1279 con el nombre de *Continens*; con posterioridad se hicieron otras cinco ediciones latinas. Este libro, de carácter enciclopédico, recoge todo el concepto médico de los griegos, persas e hindúes, y añade contribuciones propias. Se trata, en definitiva, de una obra maestra que durante siglos ejerció una notable influencia sobre el pensamiento científico del Occidente cristiano.

7. Sābūr[34] (recetas 24, 27)

Sābūr Ibn Sahl, un cristiano persa formado en la escuela de Ŷundīšābūr, que fue médico de la Corte de Al-Mutawakkil, en Bagdad. Murió en el año 255 de la hégira / 865 d.C. Entre sus obras destacan la titulada *Kitāb al-aqrabādīn al-kabīr* (El gran libro de los medicamentos compuestos).

8. Isḥāq Ibn ʻImrān[35] (receta 32)

Natural de Bagdad, vivió en la época de Ibn Al-Aglab (903-906), es decir, en el siglo X, y murió en Qayrawān, Túnez. Practicó la medicina en el norte de África. Fue también instructor y maestro de médicos y tuvo un papel muy destacado en el ejercicio de su profesión. Sobresalió por sus trabajos sobre botánica y, entre sus diversas obras conocidas, la titulada *al-Maqāla fī-l-malījūliyā* (Tratado acerca de la melancolía) alcanzó gran fama e influencia entre sus colegas. Dicho tra-

34 Cf. Ibn Abī Uṣaybiʻa, *ʻUyūn al-anbāʼ*., I, p.161; L.Leclerc, *Histoire*, I, p.112; F.Sezgin, *Geschichte*, III, p.244.

35 Cf. Ibn Abī Uṣaybiʻa, *ʻUyūn al-anbāʼ*, II, pp.35-36; L.Leclerc, *Histoire de la médecine arabe.*, I, Paris 1876, pp.408-409; C.Brockelmann, *Geschichte*, I, p.232, y, *Supplementband*, I, p.417; F.Sezgin, *Geschichte*, III, pp.266-267; M.Ullmann, *Die Medizin*, p.125f.

tado fue traducido al latín por Constantino el Africano y de él tenemos la edición latina de 1536.

9. Al-Šūšī[36] (recetas 40, 41)

Abū Bakr Muḥammad Ibn 'Alī Qāfūl Al-Šūšī, a menudo conocido como Imán Abū Bakr al-Qaffāl Al-Šāšī, mencionado en el libro *Silsila al-ḥukamā'*, de 'Abd Aḥmad Qāḍī Šūšī, fue una insigne figura intelectual del siglo X. Nació en el año 291 de la hégira / año 904 d,C en la ciudad de Šūš, en la región de Transoxiana (actual Tashkent, en Uzbekistán). Dominó varias disciplinas y es considerado uno de los eruditos polifacéticos más famosos de su época, así como uno de los más grandes imanes de su tiempo. Viajó por el mundo islámico para estudiar con los maestros más destacados de su época y sus viajes le llevaron a Jorasán, La Meca, Bagdad y diversos enclaves de Siria. Jugó un papel crucial en la difusión y consolidación de la escuela de pensamiento *šāfi'ī* en Asia Central, desplazando a otras escuelas predominantes en la zona. Se dice que recibió el encargo de escribir una respuesta a un poema hebreo enviado por el emperador bizantino al califa, lo que le valió una recompensa del propio califa, y su autoridad y estatus científico fueron universalmente reconocidos. Fue un auténtico escritor, jurista, teólogo y general espiritual de la Edad Media islámica, distinguido por su discurso científico y social. Murió en 366

36 Debido a la ausencia de médicos notables con el mismo nombre, pues no hay registro de otro médico o erudito significativo especializado en medicina con el nombre de Al-Šūšī que viviera en la misma época y cuya obra fuera lo suficientemente conocida como para ser citada por un médico andalusí, me inclino a pensar que se trata del célebre erudito arriba mencionado. Cf. Ibn Khallikān, *Wafayāt al-a'yān wa-anbā' abnā' al-zamān*, ed Iḥsān 'Abbās, Vol.IV. Bayrūt, 1968, p.296.

de la hégira / 976 o 977 d.C. y fue enterrado en Tashkent. Su mausoleo, parte del complejo histórico Hazrat Imán, es un lugar de gran veneración y peregrinación para los musulmanes de todo el mundo. Su vida es un ejemplo del ideal de erudito islámico medieval, que abarcaba tanto las ciencias religiosas como las intelectuales y prácticas, lo que explica el motivo por el que Abulcasis, un médico de Al-Andalus, lo citara como una autoridad en temas de salud.

Como se ve, el autor más citado es Galeno, en cinco ocasiones, lo cual es bastante habitual en Abulcasis y el resto de médicos árabes; va seguido por Ibn Māsawayh y por Ibn Al-Ŷazzār, con cuatro referencias cada uno de ellos; Al-Rāzī, con tres; Sābūr Ibn Sahl y Al-Šūšī, con dos menciones cada uno de ellos; y por Andrómaco, Isḥāq Ibn 'Imrān y Al-Masīḥ, con una cita cada uno de ellos.

En cuanto a las obras mencionadas por Abulcasis en estas páginas, tenemos[37]:

1. *Kitāb naṣā'iḥ al-ruhbān*[38] (Libro de los consejos de los monjes), de Galeno (recetas 43, 59)

2. *Kitāb al-naṣḥ fī-adwiya al-jawāṣṣ wa-l-mulūk*[39] (Libro de los consejos acerca de los remedios para la gente importante y los reyes), de Ibn Al-Ŷazzār (receta 4)

---

37 Se incluye entre paréntesis el número de las recetas donde aparece la cita de la obra en cuestión.

38 Cf. F.Sezgin, *Geschichte.*, III, p.126; M. Ullmann, *Die Medizin*, p.60.

39 *Kitāb al-naṣḥ fī-'ilāŷ al-mulūk* (Libro de los consejos en el tratamiento de los reyes), en el texto. Con toda seguridad se trata de un error en la citación del título de la obra.

4. *Kitāb al-aqrabāḏīn*[40] (Libro de los medicamentos compuestos o Libro de los compuestos), de Al-Rāzī (receta 58).

5. *Kitāb Masīḥ*[41] (Libro de *Masīḥ*) (receta 5).

6. *Kitāb al-bugya*[42] (Libro del anhelo), de Ibn Al-Ŷazzār (receta 28)

Como se puede ver, la obra más citada en estas páginas es el *Kitāb naṣā'iḥ al-ruhbān*, de Galeno, en dos ocasiones; le siguen el *Kitāb aqrabāḏīn*, de Al-Rāzī, el *Kitāb* de Masīḥ, y el *Kitāb al-naṣḥ fi-adwiya al-jawāṣṣ wa-l-mulūk* y el *Kitāb al-bugya*, ambos de Ibn Al-Ŷazzār, que cuentan con una referencia cada uno de ellos.

A continuación, se ofrece la edición bilingüe del Tratado IX del *Taṣrīf*, es decir, la transcripción del texto árabe y su traducción al español, la primera realizada a una lengua europea, tomando como base el manuscrito árabe nº 502 de la Süleymaniye Umūmī Kütüphanesi de Estambul[43], según la edición facsímil de Fuat Sezgin, que fue publicada en 1986 por el Institute for the History of Arabic-Islamic Science at the Johann Wolfgang Goethe University. En este estudio, el manuscrito de Estambul es cotejado para la edición crítica con el manuscrito

40 Cf. F.Sezgin, *Geschichte.*, III, p.283; M. Ullmann, *Die Medizin*, p.303.

41 Abulcasis se refiere, casi con toda seguridad, al *Kunnāš kabīr fī-l-ṭibb* (Gran compendio de la medicina), de la que es autor Abū l-Ḥasan Ìsà Ibn Ḥakam Al-Dimašqī, conocido por Masīḥ y Al-Masīḥ, al que ya me he referido con anterioridad. Véase nota 32.

42 Cf. F.Sezgin, *Geschichte*, III, p. 306.

43 Las características del manuscrito han sido indicadas más arriba.

árabe nº 137 de la Dār al-Kutub al-Miṣriyya de El Cairo[44], y con el manuscrito árabe no.16 de la Khuda Bakhsh Oriental Public Library Bankipore, de La India[45]. No hay notables diferencias entre ellos en cuanto a su contenido; y cuando las hay, se especifican en nota en la traducción. Tampoco hay disparidad en lo que respecta a la escritura, tan solo, en ocasiones, la forma distinta de anotar algunas palabras o el nombre de algunas plantas o remedios, siendo en tal caso más próximos entre sí los manuscritos de El Cairo y Bankipore: por ejemplo, *bi-qidr* (Ms Estambul) / *bi-miqdār* (Mss de Estambul y Bankipore), *maṣṭakà* (Ms de Estambul) / *maṣṭakā* (Mss de El Cairo y Bankipore); *ŷawzubawwa* (Ms de Estambul) / *ŷawzubawwā* (Mss de El Cairo y Bankipore); etc. También algunas veces se aprecian en los tres códices grafías erróneas y malas concordancias gramaticales, tal vez debidas a la ineptitud de los copistas, las cuales son corregidas en la edición.

44 Las características del manuscrito han sido indicadas más arriba.

45 Las características del manuscrito han sido indicadas más arriba.

El Tratado IX: Texto Árabe

بسم الله الرحمان الرحيم وبه أسعى . صلى الله على سيّدنا محمّد وسلّم .

المقالة التاسعة في الأدوية الجامعة [٤٤٩] في أمراض القلب لأنّ أكثر أمراض القلب متحرّكة من داخل البدن على الجملة إنّما يكون من المرّة السوداء والبلغم ، ذلك من طريق المضادّة . ولذا أكثرما ذكرت الأوائل علاجه بالأدوية الحارّة العطريّة المضادّة للسوداء والبلغم لمشاكلتها للروح الحيوانيّ وتقرّبها للنفس كالمسك والعنبر وسائر العطريّات . وأمّا أمراض القلب من قبل الخلط الصفراويّ والدمويّ فليس يبلغ من ضررهما ونكايتهما للقلب ما يبلغ السوداء والبلغم . وقد جمعت في هذه المقالة من الأدوية المفردة والمركّبة ما وجدت في الكنّاشات على حسب الطاقة . فأقول إنّه أدوية القلب المفردة جملتها تقسم قسمة أوّليّة على ضربين : إمّا أدوية تفعل بمزاجها وإمّا أدوية تفعل بخواصّها . فالأدوية التي تفعل بمزاجها تتقسّم قسمين : حارّة وباردة . فالأدوية الحارّة تنقسم ثلاثة أقسام : إمّا حارّة قويّة وإمّا متوسّطة وإمّا ضعيفة فالقويّة الحرّ : الدرونج والزرنباد والحماما والزنجبيل والخولنجان والدارفلفل والدارصينيّ والقرفة القرنفليّة والسليخة والأسارون والقسط والقرطمانا وقشورالأترجّ والمرزنجوش والحرمل . وأمّا المتوسّطة فالمسك والغالية والبان والعنبر والعود والجوزبوّا والبسباسة والقرنفل المصطكى وأظفار الطيب والسعد والبهمن الأحمر والأبيض والساذج الهنديّ وعود البلسان وحبّ العروس وأفلنجة وحبّ الحبق القرنفليّ والنعنع والنمّام والزعفران والقرفة واللبان . وأمّا الضعيفة فالقاقلّة الكبيرة والصغيرة والزرنب وبزرالريحان والسنبل وورقه وبزر الحبق الكرمانيّ وبزر الكزيرة اليابسة والأشنة ولسان الثور . فالأدوية التي تفعل بخواصّها فأكثرها من جواهر الأرض مثل أصناف اليواقيت واللؤلؤ والصدف والذهب والفضّة والمرجان والكهربا وحجر اللازورد وقلب الحجر الإبريسم الخام والماء المصفّى فيه الحديد . وأمّا الأدوية الباردة فصنفان : باردة في الدرجة الأولى وباردة في الدرجة الثانية فالباردة في الدرجة الأولى فالورد والماورد والآس ولسان الحمل والهليلج الهنديّ والكابليّ . والباردة في الدرجة الثانية فالصندلين والكافور والطباشير . فهذه جملة الأدوية المفردة النافعة من علل القلب وقد نبدؤ بها مفردة ومجموعة واحد منها وأثنان وثلاثة وأقلّ وأكثرعلى ما يراد الطبيب الحاذق من نفس . وأبتدئ بعون الله تعالى بنسخ الأدوية المركّبة .

١) صفة شيلثا أ أندرقوس الحكيم النافعة لأوجاع النفس وحديثها ووسواسها وضيقها والرجف والفالج والجنون والخنق والصرع والسكتة ولجميع أعراض السوداء والبلغم ويجدّ الذهن ويزيد في الحفظ واللبّ ويصلح الدماغ ويعدل الطبائع وهو أجلّ أدوية الملوك . أخلاطه : يؤخذ من المسك

أثنى عشر درهماً ؛ ومن العنبر عشرة دراهم ؛ بان خالص ثمانية دراهم ؛ جوز لم ينقص وكاربا ولؤلؤ وبسد وزرنباد ودرونج وعود هنديّ وبهمن أحمر وأبيض وسنبل ، من كلّ واحد ، ثلاثة مثاقيل ؛ وجوزبوّا وقرنفل وقاقلّة كبيرة ودارصينيّ وقسط وقرفة وسليخة وزنجبيل ودارفلفل وسعد ، من كلّ واحد ، أربعة دراهم ؛ زعفران وفلفل أبيض وأسود ، من كلّ واحد ، مثقالان ؛ كافور وبسباسة وفاغرة وصندل أصفر ولبنا بيضاء وورد وكبّابة ومصطكى ، من كلّ واحد ، مثقال ؛ عيدان السليخة وفقّاح الإذخر وحماما وحبّ حرمل وفربيون وهزارجشان وجنطيانا وقاقلّة صغيرة ودوقوا وأسارون وخولنجان وزاروند مدوّر ذكيّ الرائحة ، من كلّ واحد ، ثمانية دراهم . تدقّ الأدوية وتنخل ويذاب العنبر واللبنا بألبان وتلتّ الأدوية ويبرد الفضّة والذهب ويسحقان جميعاً حتّى يبلغا مبلغ الأدوية ويجمع الجميع بعسل منزوع الرغوة ويترك حتّى يعتق . الشربة منه حمّصة إلى ثلاث حمّصات يشرب بماء المرزنجوش وماء القرنفل المطبوخ . وذكر آبن ماسويه أنّها ممّا كان يدوم عليها الملوك لطيف نكهتها عظيم منفعتها . وهي مجرّبة عظيمة صحيحة .

٢) صفة شيلثا ألّفها جالينوس وذكر أنّه آختبرها فكانت منتهى غايت [٤٥٠] السوداء والجنون الحادث منها ولشدّة الرأس الباردة والسكات وجميع الأدواء التي تحدث من المرّة السوداء . وذكر آبن الجزّار أنّه عملها لمنصور الخادم فحمده وصفتها : يؤخذ من المسك والجندبادستر، من كلّ واحد ، ثلاثة دراهم ؛ صبرسقطريّ سبعة دراهم ؛ شحم حنظل عشرة دراهم ؛ غاريقون وتربد أبيض قصبيّ ودارصينيّ وسليخة وورق المرزنجوش وصعتر فارسيّ وفلفل أبيض وأسود ودارفلفل وزاروند طويل وزاروند مدحرج وقيصوم وإكليل الملك وحلتيت طيّب وسكبينج وجوزبوّا وبزر جرجير ومصطكى وشونيز وأختاء البقرالجبليّ وأفسنتين روميّ ، من كلّ واحد ، أربعة دراهم ؛ وعود بلسان وأفتيمون وبسبايج ، من كلّ واحد ، خمسة دراهم ؛ حماما وحبّ حرمل وفربيون وملح هنديّ وسنبل وأسارون وقسط أبيض وبسباسة ، من كلّ واحد ، درهمان . تدقّ الأدوية وتنخل وتنقع الصموغ في مطبوخ عتيق ويعجن الجميع بكفايته من العسل ويعتق ستّة أشهر . الشربة نصف مثقال إلى ما دون وأكثر من ذلك إن أردت الإسهال بماء قد طبخ فيه المرزنجوش الرطبة .

٣) صفة شيلثا ألّفه آبن ماسويه للإمام المهديّ بالله تعالى من مئة عقّار بعد أن جمع أزيد من عشرين نسخة فرأى أكثر النسخ فسدت على طول الزمان وتعاقبتها اليد للورّاقين والجهال من غير أهل هذه الصناعة ، وذلك أنّ منها أدوية لا تعرف ومنها ما لا يوجد . فأمره المهديّ أن يؤلّف من جميعها نسخة كاملة جامعة على الشرائط والقوانين التي تأمر الأوائل بالعمل عليها في تأليف الأدوية المركّبة من المفردة ففعل ذلك وعرضها عليه فذكر أنّه ما رأى من أدوية الملوك والخاصّة أبلغ ولا أنفع في جميع أجود منها ولا أكمل . وصفته : يؤخذ من المسك والعنبر والذهب والفضّة والعود

الهنديّ والكهربا والدارصينيّ وزرنباد ودرونج وقرنفل وجوزبوّا ، من كلّ واحد ، درهمان ؛ زعفران وساذج وجندبادستر ولؤلؤ غير مثقوب ومصطكى وكافور وورق ورد أحمر وصندل أصفر وبسد محرق وحرير خام محرق وأسارون وسنبل هنديّ وقاقلّة صغيرة وقاقلّة كبيرة وسليخة وقفّاح الإذخر وزنجبيل وقسط وبسباسة وكبّابة ، من كلّ واحد ، ثلاثة دراهم ؛ غاريقون وصبر سقطريّ وأسطوخودوس ، من كلّ واحد ، عشرة دراهم ؛ فلفل أبيض وفلفل أسود ودارفلفل وجنطيانا وحماما وزاروند طويل وزاروند مدوّر وراوند صغير وإكليل الملك وجعدة وحبّ حرمل ، من كلّ واحد ، أربعة دراهم ؛ بزر رازيانج عريض وزوفا يابس وورق المرزنجوش وعاقرقرحا وسعد وأشنة وبزر السذاب وبزر الشبثّ وخولنجان وبزر الجرجير وشونيز وخردل ودوقوا وإيرسا وسكاعا ، من كلّ واحد ، خمسة دراهم ؛ زرنب وهرنوة وحبّ بلسان وعوده وفربيون وملح هنديّ وكبريت أصفر وأفيون وبزر البنج ، من كلّ واحد ، درهمان ؛ صعتر فرسيّ سبعة دراهم ؛ أنيسون ستّة دراهم ؛ خربق أسود وخربق أبيض وبهمنين أحمر وأبيض وبزرهليون وبزر رطبة ومرّ أحمر وقشر أصل الكبر ، من كلّ واحد ، درهم ؛ ميعة سائلة وهي لبنا الرهبان وأبهل وأخثاء البقر وسكبينج وحلتيت طيّب ، من كلّ واحد ، أربعة دراهم ؛ كفر يهوديّ وحبّ أسفيوس ، من كلّ واحد ، ثلاثة دراهم ؛ سقمونيا ثمانية دراهم ؛ أفسنتين روميّ ، أثنى عشر درهماً ؛ شعر الغول خمسة دراهم ؛ نوشادر وبورق أرمنيّ ، من كلّ واحد ، درهم ؛ بزر كرفس جبليّ وميويزج ، من كلّ واحد ، درهمان ؛ أصل قثّاء الحمار ستّة دراهم ؛ بزر الكرفس نبطيّ وبزرهندباء وجاوشير ولسان العصافير وماميران ، من كلّ واحد ، درهم . تدقّ الأدوية اليابسة وتنخل ويبالغ في سحقها وتنقع الصموغ في مطبوخ عتيق وشراب ريحانيّ أو نبيذ العسل المصفّى ويبرد الذهب والفضّة حتّى يصير كالدقيق ويسحقان ويذاب العنبر واللبنا من أوقيّة من البان الخالص ويلتّ منه الدواء ويسحق المسك وحده ويخلط معه منزوع الرغوة ويعتق ستّة أشهر . الشربة مثل الحمّصة إلى قدر الباقلّاة [٤٥١] لأصحاب الحزن والخوف والرجف والقرح الدائم والغمّ الكائن من غير سبب معلوم بماء قد طبخ فيه المرزنجوش وحبق الريحان أو بماء قد طبخ فيه لحى أصول الرازيانج ولحى أصول الكرفس وكمّون ويسقى لبرد المعدة والكبد بماء طبخ فيه مصطكى وقرنفل وفقّاح الإذخر ويسقى للنساء من وجع الأرحام وأحتباس الطمث بماء قد طبخ فيه فراسيون ومشكطرامشير ويسقى للمشائخ وعلل البرد بماء قد طبخ فيه صعتر وشبثّ وكمّون ويسعط منه بقدر حبّة بماء المرزنجوش والزنبق ويسعط منه في الصيف بدهن البنفسج ولبن الأمرأة ويشرب في أكثر الأزمنة بالمطبوخ الريحانيّ والشراب العتيق وأكثرما يشرب منه درهم إلى مثقال ومنافعه على الأختبار أكثر من أن يخصّ .

٤) صفة دواء المسك ألّفه أحمد بن الجزّار وذكر أنّه عمله للإمام القائم بأمر الله تعالى نافع من علل السوداء والبلغم العفن وما يتولّد عن ذلك من ضعف الكبد والقلب وفساد المعدة وضعفها التابع أكثره خروج الدم بالنزف من الأرحام ودم البواسير وأسترخاء البدن وينفع من الخفقان والرجف والحزن والهمّ المتولّد من المرّة السوداء والخوف وهو مجرّب عجيب . وذكر أنّه يعرف من نفعه ما لم يعرفه من نسخة أحد من الأوائل وأثبت هذه النسخة في كتاب النصح في علاج الملوك : يؤخذ من لسان الثور وفوذنج نهريّ يابس وأنيسون وورق ورد أحمر، من كلّ واحد ، عشرة دراهم ؛ لؤلؤ الكحل وكهربا وبسد محرق وحرير محرق في طنجير وشونيز عليه من نبيذ ريحانيّ وبزر حبق الترنجان وبزرحبق قرنفليّ ، من كلّ واحد ، ستّة دراهم ؛ زرنباد ودرونج وساذج هنديّ وعود غيرمطرى وقاقلّتين كبيرة وصغيرة ودارصينيّ وبزر كرفس بستانيّ وأشنة ، من كلّ واحد ، ثلاثة دراهم ؛ جندبادستر و جوزبوّا وقسط هنديّ وقسط حلو و سنبل الطيب وقرنفل وبسباسة وزنجبيل يابس ودارفلفل ونانخاه وبهمنين أحمر وأبيض ومرّ أحمر وكندر ذكر وقشر سليخة ، من كلّ واحد ، درهمان ؛ مسك درهم . تدقّ الأدوية وتنخل وتبالغ في سحقها ويؤخذ من النعنع وورق الأترجّ وقشر الأترجّ وحبق الترنجان وحبق قرنفليّ وأفسنتين روميّ وفوذنج نهريّ ، من كلّ واحد ، أوقيّة . يطبخ في ستّة أرطال من مطبوخ ريحانيّ حتّى يذهب الثلث . ثمّ يمرس ويصفّى ويعاد الصفو إلى قدر يرام مع مثل وزن جميع الأدوية مرّتين ونصف عسل منزوع الرغوة ويطبخ بالشراب الريحانيّ المتّخذ بالأفاوية أو بماء قد طبخ فيه لسان الثور والقرنفل .

٥) هذه النسخة من الشيلثا أصبتها في كتاب المسيح مشوّشة ردية التأليف فأصلحتها ورتبت أوزان عقاقيرها وأتيتها في هذه المقالة لتكون بذلك جامعة وليكون لكلّ واحد من الناس أختباره وهي تنفع من الأوجاع الباردة ومن علل القلب ومن الصرع والسكتة والفالج واللقوة والشنج والنسيان والأرتعاش والفزع وحديث النفس والخفقان وتغيّر العقل وأوجاع الجوف والآلام الردية والرياح الغليظة ووجع المفاصل والنقرس ووجع الأرحام والإسقاط وتحفّظ الأجنّة ويسعط بها أيضاً للصداع والشقيقة والدوار والفالج . أخلاطها : يؤخذ من المسك والكافور والفربيون والأشنان النبطيّ وبزر الكرفس وبزر السذاب وأشنة وكبريت أصفر وأخثاء البقر الجبليّة والمعز الجبليّة وخربقين أبيض وأسود و سعدى وميعة سائلة وماميران صينيّ وبزرهليون ودارشيشعان وأصول الهندباء وحبّ المحلب وخردل أبيض وربّ السوس وأقاقيا وخرء الثعلب وقشور أصل الكبر، من كلّ واحد ، درهمان ؛ ذهب وفضّة وزرنقينا ، وهي خميرة الشيلثا التي يأتي ذكرها بعد هذا ، وقروسا ويقال لها رجل الجراد وهي أيضاً خميرة أخرى ، والحبّة السوداء والزاج وتراب مفرق ثلاث طرق ، من كلّ واحد ، وزن درهم ؛ [٤٥٢] عنبر وإبريسم ودرونج وزرنباد وزعفران وسنبل الطيب

ومصطكى وأصول السوسن الأسمانجونيّ وعود بلسان وحبّه وقشور سليخة وفلفل أبيض وزنجبيل ولحاء أصل الشبثّ وقسط حلو وقسط مرّ وفقّاح الإذخر وبزر الشبثّ ونانخاه وجنطيانا روميّ ولسان العصافير وملح هنديّ وبزر الرازيانج وصعتر فارسيّ ودوقوا وباذاورد وشكاعا وأبهل وعاقرقرحا وزاروند مدحرج وبندق هنديّ وأجدان وبزرقطوناء وبسد وإكليل ملك وبزر قثّاء وبرشاوشان وكفر اليهود والفاشرا وفاشرشين وعقد النيم التي في الحيطان ، من كلّ واحد ، أربعة دراهم ؛ لؤلؤ وساذج هنديّ وراوند صينيّ وجوزبوّا وجندبادستر وقاقلّة وبزرالحرمل وبزر الجرجير ، من كلّ واحد ، عشرة دراهم ؛ فلفل أسود ودارفلفل وبزرالبنج وأفيون وزاروند طويل ، من كلّ واحد ، عشرون درهماً ؛ ولفّاح عشرة عدداً . تجمع هذه الأدوية مسحوقة منخولة وينقع ما ينتقع منها في الشراب الصافي أو في المثلّث أو بنبيذ العسل المصريّ ويعجن الجميع بعسل غير مدخن ويرفع في إناء زجاج ويستعمل بعد ستّة أشهر . الشربة منه كالحمّصة بماء قشر أصل الرازيانج والكرفس ويسعط منه بقدر حبّة الحنطة بماء الشهدانج وبماء المرزنجوش ويتّخذ في أيّام طلوع الشعرى .

٦) صفة زرنقينا وهي خميرة الشيلثا : يؤخذ مسك وعنبر وكافور وميعة سائلة وعود صرف وميعة يابسة وصندل أحمر ، من كلّ واحد ، نصف درهم ؛ بزر المزرجوش والمرمخور وشبرم وعصارته وبسباسة ومرارة الثعلب ، من كلّ واحد ، دانقان ؛ ومرارة الكركيّ وصمغ الضرو ولبنا وعدس ومرّ وجندبادستر ومقل ، من كلّ واحد ، دانق . تدقّ هذه الأدوية ويعجن بعصارة الشهدانج ويتحفّظ بها إلى وقت الحاجة إليه .

٧) صفة زرنبيا وهي أرجل الجراد وهي خميرة الشيلثا : يؤخذ أرجل الجراد وهو الزرنب وزن عشرة دراهم ؛ ورد النبق وكندس وفربيون وفقّاح بسباس وعصارته ، من كلّ واحد ، دانقان ؛ فقّاح الدارشيشعان وأصل العرطنيثا وفقّاح المرو الأبيض ، من كلّ واحد ، دانق . يدقّ ويعجن بماء المرو الأبيض ويرفع خميره كما وصفنا .

٨) صفة معجون الحرمل وهو نافع كمنفعة الشيلثا الذي قبله . أخلاطه : يؤخذ من بزر الحرمل والشونيز والكافور والجندبادستر والزاروند والميعة و بزر البنج وماء الفاشرشين وعاقرقرحا وقرنفل وصعتر فارسيّ وجنطيانا وسنبل وبزر كرفس وبزر السذاب وكراويا وأفيون وزعفران وجوزبوّا وسليخة وقسط ، من كلّ واحد ، وزن نصف درهم ؛ ومن السكبينج والجاوشير، من كلّ واحد ، أربعة دراهم ؛ ومن السكّر وزن درهم ؛ ومن العسل بقدر الحاجة . يعجن ويرفع . الشربة منه للقويّ وزن درهم وللضعيف نصف درهم .

٩) صفة معجون المسك النافع من الفزع والصرع الكائن في رأس كلّ هلال والخفقان . أخلاطه : يؤخذ من السليخة والناردين والساذج والأشنة ، من كلّ واحد ، درهمان ؛ ومن الحماما والقسط

والراسن ، من كلّ واحد ، وزن نصف درهم ؛ ومن الذهب والفضّة ، من كلّ واحد ، قيراطان ؛ ومن المسك والعنبر، من كلّ واحد ، ثلاثة قراريط ؛ وكهربا وبسد ، من كلّ واحد ، درهم ونصف ؛ ومن العسل بقدر الحاجة . والشربة منه مثل ا الباقلّى بشراب ممزوج في رأس الهلال وفي وسطه وفي انسلاخه ثلاثة أيّام متوالية . وإن سعط منه للصرع بمثل العدسة بماء قد طبخ فيه السلق و الشاهشفرم أبرأ العليل .

١٠) صفة معجون آخر يصنع باللؤلؤ ومنفعته كالمنفعة التي قبله . أخلاطه : يؤخذ زرنباد ودرونج ، من كلّ واحد ، ثلاثة درهم ؛ ومن الطين المختوم وزن درهم ونصف ؛ ومن اللؤلؤ غير المثقوب والبسد والإبريسم النيّ والطباشير، من كلّ واحد ، وزن درهم ؛ ومن الجندبادستر وزن دانق ونصف أو وزن نصف درهم . يدقّ وينخل ويعجن ويستعمل عند الحاجة . يؤخذ منه مقدار باقلّاة .

١١) صفة دواء آخر ينقع فيه اللؤلؤ نافع [٤٥٣] من جميع أوجاع القلب ومن أوجاع المرّة السوداء يستعمل يابساً ومعجوناً . أخلاطه : يؤخد من اللؤلؤ غير المثقوب والمسك والكافور، من كلّ واحد ، دانقان ؛ ومن الكهربا والبسد والحرف الجبليّ ، من كلّ واحد ، ثلاثة دراهم ؛ ومن الزبيب وزن قيراط ؛ ومن الفضّة قيراطان ؛ ومن المرماخور والزرنباد والدرونج والساذج الهنديّ والخربق الأبيض والسليخة وسنبل الطيب وقسط وجندبادستر، من كلّ واحد ، وزن درهم ؛ ومن قصب الذريرة وزن درهمين ؛ ومن السكّر الطبرزد وزن ستّة دراهم . يدقّ ويخلط ويستعمل يابسًا . والشربة منه وزن درهم ونصف ومعجون بالعسل ثلاثة دراهم ؛ ويشرب بشراب ممزوج على الريق ثلاثة أيّام متوالية فإنّه نافع مجرّب .

١٢) صفة معجون مختصر نافع من الفزع والخفقان . أخلاطه : يؤخذ لسان الثور اليابس المدقوق وزن درهم ؛ ومن الزرنباد والدرنج ، من كلّ واحد ، وزن أربعة دراهم . تدقّ هذه الأدوية ويخلط ويسقى منه في رأس كلّ هلال وفي النصف منه وفي انسلاخه في كلّ شربة وزن درهم بشراب ممزوج على الريق .

١٣) صفة دواء آخر ينفع من الخفقان والفزع : يؤخذ من السنبل والدارصينيّ والزرنباد والدرونج ، من كلّ واحد ، درهمان ؛ ومن قشور الأترجّ اليابس وزن درهم ؛ ومن بزر الشبثّ درهم ونصف . تدقّ الأدوية ويخلط ويسقى منه وزن درهم بأوقيّة ونصف من شراب قد أنقع فيه لسان الثور ويشرب من ذلك في كلّ شهر ثلاثة أيّام متوالية ، إن شاء الله تعالى .

١٤) صفة دواء البسد النافع من الخفقان والفزع والرياح الممسّكة في الأعضاء ولذبول البدن في الحمّيات المتقادمة لجميع الأوجاع الصعبة المتطاولة وهو دواء منجح . أخلاطه : يؤخذ من الساذج والجعدة الجبليّة والشيح الأرمنيّ ، من كلّ واحد ، وزن درهمين ؛ ومن الحرف الجبليّ والسليخة والإذخر وسنبل الطيب ، من كلّ واحد ، درهم ونصف ؛ ومن الزعفران والبسد والكهربا والإبريسم النيّ وبزر السذاب الجبليّ والبستانيّ والبهمنين الأبيض والأحمر، من كلّ واحد ، وزن درهم ؛ ومن اللؤلؤ غير المثقوب ثلاثة دراهم ؛ ومن الجندبادستر وبزر البنج ، من كلّ واحد ، درهم وأربعة دوانيق ؛ ومن الطباشير ستّة دراهم ؛ ومن البسبايج أربعة دراهم ؛ ومن السكّر الطبرزد خمسة دراهم . يدقّ الجميع وينخل ويعجن بما عجنها من العسل امنزوع الرغوة . والشربة من هذا الدواء مثل النواة بماء طبخ الكرفس أو بشراب ممزوج يشرب في الشهر ثلاث مرّات .

١٥) صفة دواء نافع من ضعف القلب والخفقان والسعال : يؤخذ ناردين وفرنجمشك وأنيسون وريحان ، من كلّ واحد ، درهم ؛ مسك وكافور ، من كلّ واحد ، دانق ؛ بزر البادروج أو الباذروج نفسه نصف درهم . يدقّ ويعجن بما عجنها من العسل منزوع الرغوة ويستعمل .

١٦) صفة أخرى مختصرة : يؤخذ سليخة وسنبل وساذج ، من كلّ واحد ، وزن درهم ؛ زرنباد ودرونج ، من كلّ واحد ، وزن دانقين . تدقّ الأدوية ويعجن بعسل منزوع الرغوة ؛ والشربة منه مثل الباقلّاة بشراب .

١٧) صفة أقراص المسك للرازيّ النافعة من خفقان القلب والوحشة : يؤخذ مصطكى وسنبل وعود ودارصينيّ وقرنفل وسكّ وجوزبوّا وكبّابة وقاقلّة وقشور الأترجّ وهيل بوّا ، من كلّ واحد ، مثقال ؛ مسك دانقان ؛ عنبر دانق . يتّخذ أقراصاً يستعمل بشراب ريحانيّ ويسقى منه للغشى والأستسقاط والخفقان .

١٨) صفة دواء المسك المرتفع النافع للغشي والخفقان والوحشة والهمّ : يؤخذ مصطكى والدارصينيّ والباذروج وبزر الفلنجمشك وبزر البادرنجويه وبزر النمّام وبزر المرزنجوش ودارفلفل أجزاء سواء ، يؤخذ من الجميع عشرة دراهم ؛ ومن اللؤلؤ والبسد والكهربا والإبريسم الخام والبهمنين والساذج والزرنباد ودرونج ، من كلّ واحد ، خمسة دراهم ؛ مسك تبتيّ خالص نصف درهم . يجمع بعسل الهليلج الكابليّ المربّى وهو نافع لبرد المعدة وسوء الهضم .

١٩) صفة دواء نافع من الفزع والصرع والخفقان . أخلاطه : يؤخذ دارصينيّ وسنبل وزرنباد ودرونج ، من كلّ واحد ، وزن درهمين ؛ وبزر البنج درهم [٤٥٤] ونصف . يدقّ ويعجن بعسل منزوع الرغوة ؛ الشربة وزن درهم بشراب قد أنقع فيه لسان الثور فإنّه نافع بإذن الله عزّ وجلّ .

٢٠) صفة دواء نافع من الصرع في رأس كلّ هلال والخفقان والوحشة : يؤخذ سليخة وسنبل وساذج وأشنة ، من كلّ واحد ، درهمان ؛ حماما وقسط وراسن ، من كلّ واحد ، زنة درهم ونصف ؛ ذهب وفضّة ، من كلّ واحد ، قيراطان ؛ مسك وكافور ، من كلّ واحد ، ثلاثة قراريط ؛ كهربا وبسد ، من كلّ واحد ، وزن درهم . يدقّ ويسحق وينخل بعسل غير مدخن ؛ والشربة كالباقلّاة في رأس كلّ هلال ثلاثة أيّام متوالية في النصف منه وفي آخره بشراب ممزوج . نافع إن شاء الله تعالى .

٢١) صفة دواء المسك الذي يعتمد عليه أكثر الأطبّاء النافع لضعف القلب والصرع الدائم والرجف والخفقان وحديث النفس ويخرج السوداويّة . مجرّب : يؤخذ من الزرنباد والدرونج والبهمنين الأحمر والأبيض ، من كلّ واحد ، خمسة دراهم ؛ ورد أحمر سبعة دراهم ؛ طباشير أربعة دراهم ؛ فرنجمشك وهو الحبق القرنفليّ و بادرنجويه وهو الحبق الترنجانيّ وحرير خام ومصطكى ونعنع مجفّف و نمّام وعود صفيّ مرن وجندبادستر ولؤلؤ الكحل وكهربا وبسد محرق وحبّ كزبرة يابسة وأنيسون وبزر رازيانج ، من كلّ واحد ، ثلاثة دراهم ؛ فوذنج نهريّ خمسة دراهم ؛ سنبل ودارصينيّ ومسك شتيّ ، من كلّ واحد ، وزن درهم . يدقّ كلّ واحد على حدة ويخلط ويعجن بعسل مصفّى أبيض منزوع الرغوة مثل وزن الأدوية ويرفع في برنيّة غضار بيضاء وتتوثّق من شدّة ويدفن في الشعير ستّة أشهر . الشربة منه نصف درهم إلى مثقال بشراب الورد بالماء البارد أوبماء العود والمصطكى فإن كان العليل محروراً أو فم المعدة حامياً فليكن شربه بمقدار أوقيّتين من ماء تفّاح من طيّب الرائحة و بماء الرمّانين أو بشراب الرمّان الساذج فإن لم يكن محروراً فيشربه بالشراب المعمول بالفوذنج . وصفته في المقالة التي أتيتها في صناعة الأشربة وهو موسوم بالشراب الذي يشربه به دواء المسك فإنّه نافع إن شاء الله تعالى .

٢٢) صفة دواء المسك المتّخذ بالأفسنتين ألّفه ابن الجزّار على ما أصلحه الإمام المهدي بالله وهو يقوّي المعدة والكبد ويجلو ما فيها من الخلط العظيم وينفع من الخفقان العارض من المرّة السوداء المتولّدة من عفونة البلغم وهو ممّا جرّبه من كتاب يحيى بن ماسويه ويعرف نفعه وسرعة نجحه في علل القلب والمعدة الباردة والرجف والخوف والوحشة وجميع الأدواء السوداويّة والأرياح الغليظة الشراسيفيّة وغيرها من برد المعدة : يؤخذ من الصبر السقطريّ ولسان الثور ، من كلّ واحد ، عشرة دراهم ؛ أفتيمون وأفسنتين روميّ ، من كلّ واحد ، ستّة دراهم ؛ مصطكى وقرنفل وأصل الإذخر و فقّاحته وقرفة وجوزبوّا وبسباسة وقاقلّة كبيرة وصغيرة وسليخة وقصب الزريرة وقسط حلو وقسط مرّ وزعفران ، من كلّ واحد ، خمسة دراهم ؛ جندبادستر ومرّ أحمر وكهربا وبسد و بادرنجويه ، من كلّ واحد ، أربعة دراهم ؛ ساذج هنديّ وروميّ وسعد وزنجبيل ونانخاه

وبزر كرفس وأنيسون وسنبل وأشنة وراوند صينيّ وزرنباد ودرونج ولؤلؤ غير مثقوب وفرنجمشك وفوذنج نهريّ ، من كلّ واحد ، ثلاثة دراهم . تدقّ الأدوية وتنخل ويلقى عليها ثلاثة دراهم مسك ويعجن الجميع بعسل منزوع الرغوة . الشربة وزن درهم إلى مثقال بعد أن يعتق أربعين يوماً ويشرب بشراب الأفسنتين أو بماء قد طبخ فيه حبق الترنجان وورق الأترجّ وهو بديع مجرّب .

٢٣) صفة دواء مسك آخر عظيم البركة مختبر المنفعة في تقوية القلب وإذهاب الفزع والفكر الردية وخفقان القلب : يؤخذ زرنباد ودرونج ، من كلّ واحد ، درهم ؛ كزبرة يابسة مقلوّة درهمان ؛ بزر الحبق القرنفليّ وبزر الترنجان ، من كلّ واحد ، ثلاثة دراهم ؛ ولؤلؤ وبسد وحريرخام ، من كلّ واحد ، درهم ونصف ؛ مسك درهم ؛ بهمنين أبيض وأحمر وساذج وسنبل هنديّ وقاقلّة وجندبادستر وأشنة ، من كلّ واحد ، نصف درهم . تدقّ هذه الأدوية وتنخل وتخلط خلا الحرير فإنّه يقطع ويحرق [٤٥٥] ويدقّ وينخل ويخلط مع الأدوية المدقوقة ويعجن الجميع بعسل منزوع الرغوة ؛ والشربة منه درهم إلى مثقال فإنّه عجيب نافع .

٢٤) صفة دواء مسك آخرلسابور نافع لوجع القلب والكبد وضعف المعدة ويفتح السدد ويحلّل الرياح . أخلاطه : مسك وسليخة وسنبل وساذج هنديّ ولكّ منقا وراوند صينيّ وجنطيانا روميّ ، من كلّ واحد ، ثلاثة دراهم ؛ عود هنديّ وقرنفل ، من كلّ واحد ، درهم ونصف . تدقّ هذه الأدوية وتنخل وتعجن بعسل منزوع الرغوة ويستعمل . الشربة منه مثل الفولة الكبيرة .

٢٥) صفة دواء الكمسك آخر معمول بالصبر يليّن الطبيعة وينفع من الخفقان الكائن من المرّة السوداء وينقي المعدة والرأس . أخلاطه : يؤخذ ساذج هنديّ وروميّ وسعد وفرنجمشك وبزرالنانخاه وبزر الكرفس وأنيسون وأشنة ، من كلّ واحد ، ثلاثة دراهم ؛ كهربا وبسد ولؤلؤ الكحل وزعفران ، من كلّ واحد ، خمسة دراهم ؛ صبر سقطريّ سبعة دراهم ؛ مرّ أربعة دراهم ؛ مسك درهان . تدقّ الأدوية اليابسة وتنخل بحريرة ويلقئ المرّ والزعفران في المطبوخ الريحانيّ ويلتّان بعسل على قدر الكفاية ويخلط بالمسك مع الأدوية أيضاً ويعجن الجميع بالعسل منزوع الرغوة . والشربة منه وزن درهم ونصف بشراب الأفسنتين . وإن زيد فيه من البّ المسحوق قليلاً كان أبلغ .

٢٦) صفة دواء معجون يقوم مقام دواء المسك لأصحاب الحرارة والتلهّب والخفقان والعطش : يؤخذ أميرباريس وبزر القثّاء وحبّ الخيار مقشورين ، من كلّ واحد ، أربعة دراهم ؛ بزر البقلة الحمقاء ثلاثة دراهم ونصف ؛ طين أرمنيّ درهمان ونصف ؛ طباشير وكهربا وبزر لسان الحمل ، من كلّ واحد ، ثلاثة دراهم ؛ مصطكى وورق ورد ، من كلّ واحد ، درهان ؛ بسد ولؤلؤ

الكحل وبزر كشوثا و عود وكافور ، من كلّ واحد ، وزن درهم . يدقّ الجميع وينخل ويعجن بشراب رمّانين أو بشراب سفرجل . والشربة وزن مثقال بجلّاب أو شراب الورد .

٢٧) صفة دواء المسك المتّخذ بالأفسنتين النافع من الخفقان وأورام الحلق ورطوبة المعدة وضعفها وأوجاع القلب ورياح الباردة السوداويّة ويحفظ القلب من كتاب سابور . أخلاطه : يؤخذ من الأفسنتين الروميّ والصبر السقطريّ والراوند الصينيّ ، من كلّ واحد ، ستّة دراهم ؛ سنبل الطيب ومسك وساذج هنديّ وسكّر ومرّ ، من كلّ واحد ، درهمان ؛ نانخاه وزعفران وبزر كرفس ، من كلّ واحد ، أربعة دراهم ؛ جندبادستر درهم و نصف . تجمع هذه الأدوية بعد السحق والنخل ويعجن بعسل منزوع الرغوة ويرفع في إناء أملس ويستعمل عند الحاجة إليه .

٢٨) صفة معجون نافع من الخفقان الذي يكون من المرّة الصفراء مسهل لطيف من كتاب البغية لأبن الجزّار : يؤخذ من نوّار البنفسج وتربد أبيض وورق ورد أحمر ، من كلّ واحد ، درهم ؛ مصطكى وبزر الرازيانج ، من كلّ واحد ، دانق . يدقّ وينخل ويعجن بأوقيّتين من شراب السفرجل أو شراب عيون البقر أو شراب الورد أو شراب التفّاح . وإن كان به سعلة فيسقاه في ربّ العنب الطيّب أو شراب البنفسج ويسقاه كلّه على حمية متقدّمة . ثمّ يراح أيّاماً ثمّ يسقاه ثانية وثالثة على قدر الحاجة إليه ؛ وإن كان السعال شديداً فأجعل من حبّ الخشخاش وبزرالقثّاء وبزر البطّيخ مقشورين ، من كلّ احد ، نصف درهم ؛ ربّ السوس نصف درهم ومثله كثيراء فإنّه جيّد .

٢٩) صفة بنادق للخفقان ولعلل القلب ولمن يغشى عليه . أخلاطه : يؤخذ إهليلج كابليّ وكشوثا ، من كلّ واحد ، جزء ؛ لسان الثور وبزر رازيانج وبزر حبق الترنجان وبزر الحبق القرنفليّ وبزر الرجلة منقا ، من كلّ واحد ، نصف جزء ؛ قرنفل وقاقلّة وعود جيّد وسكّ رفيع وبسد وكهربا ولؤلؤ ، من كلّ واحد ، ربع جزء . يدقّ وينخل ويلتّ بدهن ورد ويخلط بمثله سكّرطبرزد ؛ والسفّة منه ستّة دراهم بماء بارد يأخذه على [٤٥٦] حمية مرّة . فإن أريد معجوناً أخذ من الزبيب منزوع العجم مثل زنة جميع الدواء المدقوق مدقوقاً كالدماغ ويخلط بالدواء في هاون حتّى يختلط ويجمع من ذلك بنادق وزن كلّ بندقة سبعة دراهم بماء قد طبخ فيه مصطكى وسعد وسنبل ورازيانج ونمّام .

٣٠) صفة دواء نافع من الخفقان والفزع والصرع : يؤخذ سنبل ودارصينيّ و زرنباد ودرونج ، من كلّ واحد ، درهمان ؛ قشر أترجّ يابس درهم ؛ بزر الشبثّ نصف درهم . تدقّ الأدوية وينخل ويخلط ويسقى منها وزن درهم بأوقيّة ونصف من شراب قد أنقع فيه لسان الثور ويشرب من ذلك كلّ ثلاثة أيّام متوالية فإنّه بديع نافع .

٣١) صفة دواء مختصر لضعف القلب والخفقان : يؤخذ إهليلجة كابليّة مصمّغة فيدقّ ويلقى عليها ثمن درهم مسك ويسفّ بنبيذ ريحانيّ وبشراب ورد فإنّه عجيب .

٣٢) صفة دواء المسك لإسحاق بن عمران يخرج المرّة السوداء من المعدة والبلغم العفن المحترق جيّد . أخلاطه : يؤخذ إيارج الفيقرا عشرة دراهم ؛ عصارة الأفسنتين مثله ؛ إهليلج كابليّ وزن عشرين درهماً ؛ بزر الفرنجمشك وبزر البادرنجويه ونعنع يابس ومصطكى وعود صرف وكهربا وبسد محرق وأنيسون وفوذنج نهريّ ولؤلؤ الكحل ، من كلّ واحد ، أربعة دراهم ؛ مسك وزن مثقال؛ عسل أبيض مصفّى منزوع الرغوة وزن مئة وستّين درهماً . يدقّ كلّ واحد على حدة وينخل بحريرة ويعجن بعسل بعد خلطها بإحكام ويرفع في غضار ملساء تشديداً وثيقاً وتدفن في الشعير أربعة أشهر ثمّ يستعمل . والشربة منه وزن مثقالين بشراب ريحانيّ ممزوج بماء ورد بارد ويتوالى عليه وينفع بخاصّته من مبادئ المالنخوليا ولوجع النساء الذي يسمّى حانوق الرحم إذا كان مع العلّة خفقان ورجف شديد .

٣٣) صفة سفوف للخفقان والوسواس يسهل بخفّة مؤنة ويسكن و يهدّئ : يؤخذ إهليلج هنديّ وإهليلج كابليّ وزن أوقيّتين ؛ وعود ومصطكى وسنبل وفوذنج وبزر البادرنجويه وكهربا وبسد محرق ، من كلّ واحد ، وزن درهمين ؛ ومسك وزن دانق . يدقّ ذلك ويخلط وينخل ويخلط زنة الدواء كلّه سكّرطبرزد ويرفع . والشربة عند الحاجة إليه ثلاثة مثاقيل إلى أربعة بماء بارد ويوالى شربه فإنّه يحبس الخلط الأسود لاسيما إذا كان في المعدة مع الحفظ في الغذاء .

٣٤) صفة معجون المفرّح نافع من علل السوداء . مجرّب جيّد للفزع وحديث النفس الرجف وللأحتمام ويحسن اللون وينفع من البواسير في المقعدة ويخصب البدن ويطيب النكهة وإذا أدمن عليه بسط النفس وكثرة الضحك . مجرّب : يؤخذ من ورق الترنجان وورق الحبق القرنفليّ وورق الأترجّ اليابس ، من كلّ واحد ، أربعة دراهم ؛ أسطوخودوس وإهليلج أسود وأفتيمون أقريطيّ ، من كلّ واحد ، عشرة دراهم ؛ غاريقون وخربق أسود ، من كلّ واحد ، خمسة دراهم ؛ زرنباد وقرنفل وبهمنين أحمر وأبيض وجوزبوّا وسنبل وسكّ وسعدى ومصطكى وقرفة حارّة وزعفران وقاقلّة صغيرة وأسارون وورق ورد أحمر ، من كلّ واحد ، درهمان . تدقّ الأدوية وتنخل بمنخل صفيق ثمّ يؤخذ من الأملج وقشور لسان الثور الطرية ، من كلّ واحد ، خمسون درهماً . يجرد لسان الثور ويغسل من ترابه ثمّ يقطع ويطبخ مع الأملج بماء قدر الكفاية حتّى تخرج قوّتهما جميعاً في الماء ثمّ يصفّى الماء عنهما ويضاف إلى الصفو مثله عسل منزوع الرغوة ثمّ يعاد إلى النار حتّى يذهب الماء ويغلظ العسل ثمّ تعجن به الأدوية ويرفع ويعتق بماء حببت من المسك

الطيّب لأنّه كلّما كثر المسك فيه كان أقوى وأنجح . الشربة منه كلّ يوم ثلاثة دراهم بالماء البارد أو ببعض الأشربة على حسب مزاج المستعمل له .

٣٥) صفة معجون المفرّح للرازيّ يفرّح النفس ويحسن اللون ويجوّد الهضم ويبطئ الشيب ويقوّي المعدة : يؤخذ بزر الحبق الترنجانيّ وقشرالأترجّ وقرنفل وسكّ ومصطكى وزعفران وقرفة وجوزبوّا وقاقلّة ونارمشك وبهمنين وزرنباد ودرونج وبزر الحبق القرنفليّ وبزر الباذروج أجزاء سواء ؛ ومسك عشر جزء ؛ ويؤخذ عشرون إهليلجة كابليّة وثلاثون أملجة ويطبخ بثلاثة أرطال ماء حتّى يصيرإلى رطل ونصف ويلقى عليه رطل عسل ويغلى حتّى ينتصف الماء ويعجن [٤٥٧] الدواء بوزنه ثلاث مرّات من هذا العسل ويستعمل منه عند الحاجة قدر النبقة فإنّه نافع لما ذكرنا .

٣٦) صفة معجون مجرّب نافع من الخفقان وضعف القلب والفزع الدائم . أخلاطه : يؤخذ قاقلّة كبيرة وقاقلّة صغيرة ودارصينيّ ، من كلّ واحد ، أربعة دراهم ؛ دارفلفل وزنجبيل ، من كلّ واحد ، ثمانية دراهم ؛ أشنة وقرفة ولؤلؤ غير مثقوب ومسك وبسد و زرنباد ودرونج ، من كلّ واحد ، درهم ؛ عود صرف و عنبر ومن معجون الشيلثا وسكّ ، من كلّ واحد ، درهمان ؛ قرنفل وزعفران ، من كلّ واحد ، عشرة دراهم ؛ بسباسة خمسة دراهم . تدقّ الأدوية وتسحق سحقاً بليغاً ويعجن بعسل منزوع الرغوة ويستعمل عند الحاجة . والشربة من ذلك مثل حمّصة إلى درهم بماء أصول الرازيانج والكرفس .

٣٧) صفة دواء المسك النافع من خفقان القلب وحديث النفس وأمراض المرّة السوداء . أخلاطه : يؤخذ زرنباد ودرونج ولؤلؤ غيرمثقوب وكهربا وبسد ، من كلّ واحد ، درهم ؛ إبريسم نيّ وبهمن أبيض وأحمر وسنبل الطيب وساذج وقاقلّة وقرنفل ، من كلّ واحد ، درهم ونصف ؛ أشنة وجندبادستر ودارفلفل وزنجبيل ، من كلّ واحد ، دانقان ؛ مسك دانق . تدقّ الأدوية وتسحق وتعجن بعسل الشهد السائل ويرفع في إناء أملس ؛ والشربة منه مثل الحمّصة بشراب .

٣٨) صفة معجون قصب نافع من الخفقان والصرع والحمّيات العتيقة وأوجاع المعدة وسوء الهضم وعسرالنفس والفواق الشديد ونزف الدم ووجع الطحال والمغص ونزف الطمث والسموم ولسع الهوامّ . أخلاطه : يؤخذ من الجندبادستر وربّ السوس وسليخة وقسط مرّ وفلفل أسود ودارفلفل وميعة وأفيون وزعفران وسنبل الطيب ، من كلّ واحد ، ثلاثة دراهم ؛ جاوشير وزن درهم ؛ مسك وزن دانقان ؛ زرنباد ودرونج ولؤلؤ غيرمثقوب ، من كلّ واحد ، نصف درهم ؛ مرّ وزن ثمانية دراهم . تجمع هذه الأدوية مسحوقة منخولة ويعجن بعسل منزوع الرغوة ويستعمل عند الحاجة . الشربة منه قدر حمّصة .

٣٩) صفة معجون الذهبيّ وهو شيلثا ينفع من آلام القلب وعسر النفس والفزع الدائم والحزن والغمّ الكائن من غير سبب معلوم بإذن الله تعالى ويسعط منه من الفالج واللقوة والصرع بماء المرزنجوش أو بماء الشهدانج : يؤخذ أفيون وفربيون ، من كلّ واحد ، عشرون درهماً ، وفي أمّ أخرى عشرة دراهم ؛ فلفل وكمّون أسود وبزر البنج وبسد ولؤلؤ غير مثقوب ، من كلّ واحد ، أربعة دراهم ونصف ؛ فلفل أبيض ودارفلفل وعاقرقرحا وقرنفل وبزر اللفّاح وساذج هنديّ وفاشرا و فاشرشين ، من كلّ واحد ، أربعة دراهم ؛ ذهب وفضّة ، من كلّ واحد ، أربعة دوانيق ونصف ؛ جاوشير وسكبينج وقسط ، من كلّ واحد ، وزن درهمين ؛ زرنباد ودرونج ، من كلّ واحد ، درهمان وأربعة دوانيق ونصف ؛ كافور وزعفران وجندبادستر ، من كلّ واحد ، ثلاثة دراهم ؛ سنبل الطيب وبزر حرمل ، من كلّ واحد ، ثمانية دراهم ؛ جوزبوّا ودارصينيّ ، من كلّ واحد ، سبعة دراهم ؛ قرن أيّل وزن درهم ؛ كبريت روميّ وهو القبرسيّ الأحمر ستّة دراهم وأربعة دوانيق . تدقّ الأدوية اليابسة وتنخل وتذاب الصموغ بشراب عتيق ريحانيّ وتبرد الذهب والفضّة ببرد حتّى يصير كالدقيق ويسحقان وينخلان بالأدوية اليابسة ثمّ بالصموغ وتخلط بأجمعها بالدقّ خلطاً ناعماً ويعجن بعسل منزوع الرغوة ويعرك عركاً بليغاً ويصير في برنية خضراء أو زجاج فإذا أتى عليه ستّة أشهر فأسق منه عند الحاجة مثل الباقلّا بشراب ممزوج وتسعط منه من الصرع ومفلوجين بمقدار حبّة كرسنّة بلبن آمرأة أو بماء المرزنجوش أو بماء الشهدانج .

٤٠) صفة الدواء المفرّح للشوشيّ النافع من مرض القلب الحارّ والبارد وهو جليل : يؤخذ قاقلّة وقرفة قرنفليّة وخولنجان وزنجبيل وجوزبوّا وقاقلّة صغيرة ، من كلّ واحد ، خمسة دراهم ؛ زعفران وطباشير ، من كلّ واحد ، درهمان ؛ بزر حبق قرنفليّ ثمانية دراهم ؛ ورد أوقيّتان . يدقّ وينخل ويضاف إليه مثله سكّر ويلتّ نصفه ببان طيب نصف أوقيّة ويفتق بنصف درهم مسك ويعجن بعسل منزوع الرغوة والنصف الثاني بدهن ورد نصف أوقيّة ونصف درهم كافور ويعجن بشراب بنفسج أو بشراب [٤٥٨] جلّاب ويبالغ في الطبخ لئلّا يتحلّل المعجون ويؤخذ منه وزن درهمين عند الحاجة .

٤١) صفة معجون آخر أيضاً للشوشيّ ألّفه لرجل ذكر أنّه يحفظ الصحّة ويقوّي الأعضاء الرئيسة ويبطّئ الشيب ويقوّي الحرارة الغريزيّة ويزيل النسيان ويذهب بخفقان القلب ويقوّيه ويجيّد الهضم وينفع من جميع علل السوداء والبلغم ويعدّل مزاج الجسم . أخلاطه : يؤخذ إهليلج كابليّ وهنديّ وأملج ومقل ، من كلّ واحد ، أوقيّة ؛ قرفة وورق ورد وسكّر وصندل ، من كلّ واحد ، نصف أوقيّة ؛ دارصينيّ وقرنفل وسنبل وجوزبوّا وقاقلّة وبسباسة وعود وزرنباد وبهمن ودرونج ، من كلّ واحد ، درهمان ؛ جوهر الكحل ومرّ وطباشير وبزر سوس وبزر رجلة ولبّ حبّ القرع

وبزر الهاشترج ، من كلّ واحد ، درهمان ؛ مصطكى وكهربا ولبان وصمغ عربيّ وكثيراء ولبّ خيارشنبر ولبّ جوز البلاذر وراوند صينيّ وصبر ، من كلّ واحد ، أربعة دراهم ؛ ترنجان وحبق قرنفليّ وكرمانيّ ونيتومة وهي حشيشة تنبت في الزيتون ، من كلّ واحد ، ثلاثة دراهم . تدقّ الأدوية وتنخل وتلتّ بدهن ورد ذكيّ ويعجن بخمسة أمثاله عسلًا بعد أن يفتق بدرهم مسك ويؤخذ منه كلّ يوم على الريق مقدار جلّوزة . نافع لما وصفناه .

٤٢) صفة لعوق الخردلات النافع من الجنون والفزع وحديث النفس وضربان القلب والريح وكلّ داء يكون من المرّ السوداء والبلغم . أخلاطه : يؤخذ خردل أبيض وأحمر ودارفلفل وسليخة وقرفة ودقاق القرنفل وجوزبوّا ، من كلّ واحد ، أوقيّة ؛ خولنجان وزنجبيل وعروق السوس وجندبادستر وبليلج وأملج وأملج هنديّ وهليلج أصفر وهليلج أسود وسكّ وسندروس وملح درانيّ وخشخاش أسود وخشخاش أبيض وزعفران ، من كلّ واحد ، ربع أوقيّة ؛ وهرورة نصف أوقيّة . تدقّ العقاقيروتنخل بعسل منزوع الرغوة ويؤخذ منه كلّ يوم فإنّه نافع .

٤٣) صفة معجون لجالينوس من كتاب نصائح الرهبان وذكر أنّه ألّفه لغلام من أبناء الملوك وكان ناعم الجسم مرتفاً وكان يشكو ضعفاً في النفس ورقّة في القلب وكرباً و غمّاً وفكراً وكان الهواء المحيط حرّيفيّاً فاسداً مستحيلاً وموضعه الذي نشأ فيه الغالب على هوائه الحرارة والرطوبة فأستعمل هذا الدواء فبرئ من علّته سريعاً : يؤخذ من بزر الحبق القرنفليّ وبزرالحبق الترنجانيّ ولسان الثور الورق خاصّة والنعنع المجفّف وحجر اللازورد المحرق المغسول والكهربا المحرقة المغسولة والبسد المغسول والحجر الأرمنيّ والحريرالمحرق ، من كلّ واحد ، عشرة دراهم ؛ مصطكى وسنبل هنديّ وإهليلج وأفتيمون ودارفلفل ولبان ذكر وزرنباد ودرونج وبهمنين أبيض وأحمر وساذج وقاقلّة وقرنفل منفلوط وأشنة وجندبادستر وعروق السوس مقشّر وزعفران وبزر خسّ وهزارجشان وبيروح وعود طيّب وفاونيا وراوند صينيّ وبزر حرمل وجوزبوّا ودارشيشعان وزرنب وخلنجة وبزر كزبرة يابسة ، من كلّ واحد ، خمسة دراهم ؛ سحالة ذهب نصف درهم ؛ كافور درهم ؛ ورد وطباشير ، من كلّ واحد ، ستّة دراهم ؛ مسك مثقال . يدقّ الجميع وينخل ويلتّ بأوقيّة دهن ورد وربع درهم دهن بلسان ويضاف إليه مثله من سكّر مسحوق منخول ويعجن بالميبة ويرفع ويؤخذ منه كلّ يوم مثل البندقة شهراً كاملاً لا يقطع شربه فإنّه عجيب نافع .

٤٤) صفة شراب لجالينوس ركّبه لديمقراط وهي أمرأة خيرة كثيرة الصيام وذكر أنّه عرض لها خفقان ووسواس وفكر ورقّة وتقلّب ذهن وربّما كانت تخرج عن عقلها وكانت بنت أربعين ضرية اللحم بيضاء . أخلاطه : يؤخذ لسان الثور مجفّف ونعنع مجفّف وورق ورد وورق حبق ترنجانيّ وكزبرة البير وحبق قرنفليّ ، من كلّ واحد ، حزمة وثلاث حبّات سفرجل مقطع وثلاث حبّات تفّاح

مقطع وثمانية دراهم بيروح وصره فيها كهربا مسحوق وحرير خام مقطع ولازورد مسحوق مغسول وجوزبوّا وزرنباد ودرونج وبهمن أحمر وأبيض وصندل أحمر وأبيض ولؤلؤالكحل وبسد وطباشير وبرباريس وعود طيّب ومصطكى ولبان ذكر ، من كلّ واحد ، مثقال . يدقّ ويطبخ الجميع في ثمانية عشر رطلاً من ماء [٤٥٩] العيون حتّى يذهب الثلثان ويمرس ويصفّى ويجمع الماء مع عشرة أرطال طلاء طيّب وعشر أرطال عسل منزوع الرغوة ويطبخ حتّى يصير له قوام الأشربة ويبرد ويفتق بدانق مسك مسحوق ويشرب أربعة أسابيع فإنّه عجيب .

٤٥) صفة لطخة لجالينوس توضع على المعدة تنفع من الخفقان . أخلاطه : لبان وعود وورد وقرنفل وطباشير وصندل أحمر وكاربا محرق وسندروس ، من كلّ واحد ، درهم ؛ وشبّ يمانيّ نصف درهم . يدقّ الجميع وينخل ويعجن بماء الورد أو بماء التفّاح ويحمل على القلب والمعدة فهو غاية .

٤٦) صفة سفوف ألّفه يحيى بن ماسويه للخفقان الشديد . أخلاطه : يؤخذ من لسان العصفور عشرة مثاقيل ؛ شبّ يمانيّ مقلوّ على طابق قلياً خفيفاً ثلاثة مثاقيل ؛ كهربا وبسد ولؤلؤ وحجارة أرمنيّة ، من كلّ واحد ؛ مثقالان ونصف ؛ طباشير وورق ورد أحمر وسكّ ، من كلّ واحد ، مثقالان ؛ عود طيّب خمسة مثاقيل . تدقّ الأدوية وتنخل بحريرة .الشربة منه مثقال بنبيذ ريحانيّ وسكنجبين سكّريّ على الغداء عليه طباهيج من لحم ضأن والشراب عليه النبيذ الريحانيّ مع الميبة .

٤٧) صفة سفوف آخر للخفقان الكائن من الحرارة : يؤخذ لسان الثور وبزرالبقلة الحمقاء ، من كلّ واحد ، سبعة دراهم ؛ ومن المسك والكاربا ، من كلّ واحد وزن درهمين ؛ ومن اللؤلؤ والشبّ المقلوّ والسعد ، من كلّ واحد ، درهم ؛ ومن الحبق القرنفليّ والصندلين والرامك والطين الأرمني والحرير الخام ، من كلّ واحد ، زنة درهمين . يسحق الجميع ناعماً ويخلط مع مثله من السكّر الطبرزد ويجعل في إناء زجاج ويستفّ منه وزن درهمين بماء الرمّان الحامض أو بالسكنجبين أو بربّ الحصرم .

٤٨) وممّا ينفع من الخفقان المرزنجوش إذا دقّ وعصر ماؤه وشرب منه مع بعض أدوية المسك الموصوفة نفع نفعاً بيّناً . ويؤخذ من القرنفل ويدقّ ويسقى منه العليل وزن أربعة دوانيق أو يؤخذ لسان الثور وينقع في شراب ويسقى العليل .

٤٩) صفة نقوع سهل المؤنة نافع للخفقان والورم في رأس المعدة : يؤخذ من الحلفاء مثقالان مرضوض منقوع في ماء النعنع مقدار نصف رطل ويذاف فيه من الشبّ اليمانيّ فإن لم يوجد النعنع جعل مكانه النمّام .

٥٠) صفة أقراص تنفع من الخفقان وحديث النفس وهو دواء يذهب بالبلغم الكائن من غير سبب معلوم . جيّد : يؤخذ من ورق الورد والطباشير الأبيض ، من كلّ واحد ، جزء ؛ وبزرالرجلة وبزرالقثّاء مقشور وبزرخيار وطين أرمنيّ ومصطكى ولؤلؤ الكحل وسكّ ، من كلّ واحد ، نصف جزء ؛ وكافور جيّد ربع جزء . يدقّ وينخل ويعجن بلعاب البزرقطوناء المستخرج في ماء الكشوث أو في ماء الحبق الترنجانيّ ويعجن به ناعماً ويعمل منه أقراصاً وزن كلّ قرص من درهم إلى مثقال ونصف في الظلّ ويشرب قرص بماء عصير الإجّاص أو بماء عصير الرمّانين فإنّها نافعة لنفث الدم .

٥١) صفة بنادق للخفقان ولعلل القلب ولمن يغشى عليه . أخلاطه : يؤخذ من الهليلج الكابليّ و الكشوثا ، من كلّ واحد ، جزء ؛ ومن لسان الثور وبزر الرازيانج وبزر الحبق الترنجانيّ وبزر الحبق القرنفليّ وبزر الرجلة ، من كلّ واحد ، نصف جزء ؛ قرنفل وقاقلّة صغيرة وعود ومسك رفيع وبسد وكهربا ولؤلؤ ، من كلّ واحد ، ربع جزء . يدقّ وينخل ويلتّ بدهن الكور الجيّد ويخلط بمثل وزنه سكّرطبرزد ؛ و السفّة من جميعه وزن ستّة دراهم بماء بارد يأخذه كلّ جميعه . وإن أراده معجوناً أخذ من الزبيب المنزوع العجم مثل وزن جميع الدواء مدقوقاً كالدماغ ويخلط بالدواء في هاون حتّى يخلط ويجعل من ذلك بنادق كلّ بندق سبعة دراهم تشرب بماء قد طبخ فيه مصطكى وسعد ورازيانج وسنبل .

٥٢) صفة ضماد بارد لمن عرض له خفقان مع حمّى صلبة : يؤخذ من جرادة القرع وجرادة القثّاء ومن الصندل الأحمر والصندل الأبيض ودقيق الشعير ورماد الحدّادين والخطميّ ، من كلّ واحد ، جزء بالسواء . يجمع الجميع بالخلّ وماء الورد وماء البقلة الحمقاء ؛ ثمّ يضمد به ويؤخذ من الصندلين محكوكين على بلاطة ويجعل معهما من الورد ولعاب البزرقطوناء ثمّ يطلى [٤٦٠] به المعدة والقلب فإنّه جيّد .

٥٣) صفة سفوف نافع للخفقان ولعلل القلب والمعدة والرأس الشاكي فيه فضل أحتراق ومرار وبخار مستحيل . أخلاطه : يؤخذ من الهليلج الكابليّ والهنديّ والتربد الأبيض ، من كلّ واحد ، عشرة دراهم من بعد دقّه ؛ ومن الكهربا والبسد وبزر الحبق القرنفليّ وبزر الحبق الترنجانيّ ، من كلّ واحد ، ثلاثة دراهم ؛ ومن السيسنبر المخفّف وهو النمّام أربعة دراهم . يدقّ الجميع وينخل ويلتّ الهليلج والتربد بأوقيّة دهن لوز حلو ويخلط بمثل وزنه مرّة ونصف سكّر سليمانيّ مسحوق تأخذه دائماً حتّى ينفذ .

٥٤) صفة سفوف نافع من الخفقان والرجف : يؤخذ من الهليلج الكابليّ وزن عشرين درهماً ؛ ومن المصطكى خمسة دراهم ؛ ومن السقمونيا درهمان ونصف ؛ ومن السكّرالطبرزد وزن عشرين

درهماً . يدقّ وينخل ؛ السفّة وزن خمسة دراهم بماء بارد في الجمعة يومين متوالية ويكون طعامه إسفيذباج بخلّ وسكّر .

٥٥) صفة معجون ينفع من السوداء ومن بلغ به إلى تحريق الثياب فيذهب ذلك عنه وقد جرّبته : يؤخذ هليلج كابليّ أربعة دراهم ؛ بليلج وأملج ، من كلّ واحد ، درهمان ؛ بسبايج وسنا مكيّ وقنطوريون وأفتيمون ، من كلّ واحد ، درهمان ؛ أسطوخودوس وحجر لازورد وقرنفل وساذج هنديّ وغاريقون وأنيسون ومصطكى ، من كلّ واحد ، درهم . تسحق كلّها وتنخل وتعجن بعسل نحل ؛ الشربة منها درهمان . مجرّب .

٥٦) صفة مطبوخ للخفقان وحديث النفس والأحلام المختلطة وداء المالنخوليا . أخلاطه : يؤخذ من الهليلج الهنديّ ثمانية دراهم ؛ غاريقون مقطع وبسبايج وبليلج وأملج وورق بنفسج وورق ورد أحمر وحاشا ، من كلّ واحد ، درهمان ؛ حشيشة لسان الثور وشكاعا ، من كلّ واحد ، ثلاثة دراهم ؛ شاهترج عشرة دراهم ؛ لبّ خيارشنبر سبعة دراهم . يجمع ذلك ويطبخ بأربعة أرطال ماء حتّى يعود إلى رطل ويصفّى ويشرب ثلثاه بالغداة على حمية بوزن درهم أفتيمون وثلاثة خراريب سقمونيا فإن أسهل ما فيه كفاية وإلّا شرب الباقي بنصف دانق سقمونيا ودرهم إيارج فيقرا وأوقيّة سكّر فإنّه نافع إن شاء الله تعالى .

٥٧) صفة معجون للسوداء المحرق وللتفزّع : يؤخذ إهليلج أسود عشرون درهماً ؛ مرّ أبيض خمسة دراهم ؛ أفيون خمسة عشر درهماً ؛ أسطوخودوس عشرة دراهم ؛ غاريقون خمسة دراهم ؛ خربق أسود خمسة دراهم ؛ قرنفل درهمان ؛ بادرنجويه وفرنجمشك وقشور الأترجّ ، من كلّ واحد ، ثلاثة دراهم ؛ لسان الثور خمسة دراهم ؛ جوزبوّا وسكّ ، من كلّ واحد ، درهم . يجمع الكلّ بدهن سمسم ويعجن بعسل منزوع الرغوة ويستعمل .

٥٨) صفة دواء المسك المرتفع النافع للغشي والخفقان والوحشة ومنافعه كثيرة من كتاب أقرباذين . أخلاطه : يؤخذ مصطكى ودارصينيّ وقرنفل وسنبل الطيب وسكّ وجوزبوّا وقاقلّة وهيل بوّا وسعدى وإذخر وعود نيّ وقشور الأترجّ وبزر البادرنجويه وبزر الحبق القرنفليّ ومرزنجوش يابس ونمّام وزنجبيل ودارفلفل ، من كلّ واحد ، عشرة دراهم ؛ لؤلؤ و بسد وكهربا وإبريسم وبهمنين أحمر وأبيض وساذج هنديّ ، من كلّ واحد ، عشرة دراهم ؛ مسك خالص وزن دانقين . يجمع الجميع بعد الدقّ والنخل ويعجن بعسل إهليلج كابليّ .

٥٩) صفة دواء من كتاب نصائح الرهبان ركّبه جالينوس لصبيّ صغير كان قد عرض له ألتواء وميل وتشنّج في وجهه عن سقوط القوّة المتحرّكة للعضلة الخارجة عن بطون الدماغ . أخلاطه :

يؤخذ فوذنج وورد ودارفلفل صينيّ ومصطكى و نانخاه وفو ومو وهو غاريقون ودرونج وزرنباد وقرنفل ، من كلّ واحد ، مثقال ؛ صندل وعود ، من كلّ واحد ، درهم ؛ مسك نصف درهم . يدقّ الجميع وينخل ويلتّ بدهن بلسان ويعجن بعسل منزوع الرغوة ويشرب من كلّ الغداة ربع درهم إلى نصف درهم . جيّد نافع بإذن الله تعالى .

٦٠) صفة معجون نافع من الريح المرتبلة في الرحم ويحفظ الأجنّة بطون أمهاتها ويدفع عنها الفساد ويقوّي القلب و يشجّع النفس . مجرّب : يؤخذ من الزرنباد والدرونج ، من كلّ واحد ، درهمان ؛ لؤلؤ غير مثقوب وبسد وكهربا وإبريسم نيّ ، من كلّ واحد ، درهم ؛ جندبادستر درهم ونصف ؛ أشنة وسنبل وقاقلّة [٤٦١] وقرنفل وزعفران ، من كلّ واحد ، وزن درهمين . تدقّ هذه الأدوية وتنخل وتعجن بعسل منزوع الرغوة ويشرب من ذلك وزن مثقال بشراب ممزوج أو تخلط الأدوية بعد دقّها وتخلط بسكّر ويستفّ منها وزن درهمين .

٦١) صفة دواء مفرّح للرازيّ نافع من الوحشة وحديث النفس . أخلاطه : يؤخذ ورق الورد الأحمر ثلاثة أجزاء ؛ ومن السعد والقرنفل والمصطكى والسنبل والبسباسة والقاقلّة والمرو الأبيض والعود النيّ وبزر الحبق القرنفليّ ، من كلّ واحد ، ثلث جزء ؛ ويؤخذ من الأملج فيطبخ بستّة أضعافه ماء حتّى يصير ضعفه ويقوّي الماء ويحمّر ويصفّى ويطرح عليه مثله عسل ويطبخ حتّى يذهب الماء وتعجن به الأدوية منخولة ويؤخذ منه كلّ يوم مثل السفّة فيذهب بالتوحّش وحديث النفس ويبسّط وقد يطرح على كلّ أوقيّة من الأدوية دانق مسك فيكون أقوى في ذلك فعلاً .

٦٢) مفرّح آخر ينفع من التوحّش وحديث النفس والفزع . أخلاطه : يؤخذ حرمل وبزر الحبق القرنفليّ ومرو أبيض و أفتيمون وأسطوخودوس ، من كلّ واحد ، كفّ . يطبخ في ثلاثة أمثاله ماء بعد أن ينقع فيه ثلاثة أيّام ويغلى غليتين أو ثلاثة خفافاً ويعتصر ويؤخذ من القسيس زنة الدواء فيدقّ بقليل من هذا الماء حتّى يتعجّن ويجمع في طنجير ويطبخ بنار ليّنة حتّى يغلظ . ثمّ يذرّ على كلّ رطل من هذا الدواء كلّه من القرنفل والبادرنجويه والمصطكى والفلنجمشك والزعفران وقشور الأترجّ المجفّف ، من كلّ واحد ، ثلاثة دراهم ، ويضرب حتّى يستوي ويرفع ويؤخذ منه . ويقال إنّ هذا الدواء يقوّي جدّاً ويعظم نفعه إذا طبخ بحطب الكرم وزيد فيه بزر أقحوان وثلاثة دراهم من الكرمة البيضاء والكرمة السوداء وهي الفاشرا والفاشرشين ويقال لها بالفارسيّة هزارجشان والسندار .

كملت المقالة التاسعة بحمدالله تعالى وعونه ويتلوها في أوّل العاشرة نسخ الأطريفلات . والحمد لله وحده وصلّى الله على سيّدنا محمّد نبيه وآله وصحبه وسلّم تسليماً كثيراً دائماً أبداً إلى يوم الدين .

El Tratado IX: Texto Español

En el Nombre de Dios, Clemente y Misericordioso, El que me proporciona el denuedo y el brío. Dios bendiga y salve a nuestro Señor Muḥammad.

Tratado IX acerca de los remedios **[fº449]** para las enfermedades del corazón. Has de saber que[46] la mayoría de las enfermedades del corazón, que se inician en el interior del cuerpo, son debidas en su totalidad a la bilis negra, o atrabilis, y a la flema. Por eso, según el método de lo opuesto, los antiguos solían mencionar sus tratamientos y su curación a base de los remedios aromáticos calientes, que son contrarios a la bilis negra y a la flema, y afines a los espíritus de los animales y cercanos al alma, como, por ejemplo, el ámbar, el almizcle y el resto de perfumes,

Las enfermedades del corazón causadas por el humor bilioso y el humor sanguinolento son menos dañinas y perjudiciales que las causadas por la atrabilis y la flema[47].

46 El Ms. de El Cairo dice: "En el Nombre de Dios, Clemente y Misericordioso y al que pido auxilio. Tratado IX: Dijo Abū l-Qāsim: Todo este tratado está dedicado a los remedios para las enfermedades del corazón. Has de saber que…". Y el Ms. de India dice: "Tratado IX acerca de los remedios para el corazón. Dijo Abū l-Qāsim".

47 Se trata de la teoría de los cuatro humores que conforman el cuerpo humano, propuesta por Hipócrates y desarrollada por Galeno: sangre, flema, bilis amarilla y bilis negra (atrabilis), que se asociaban con los cuatro elementos clásicos: aire, agua, tierra y fuego, respectivamente; y las cuatro cualidades: caliente, frío, húmedo y seco. Se creía que el equilibrio de estos humores determinaba la salud y el temperamento de una persona, mientras que un desequilibrio podía causar enfermedades y diferentes tipos de personalidad, como el melancólico, flemático, sanguinolento y colérico. Esta teoría fue la seguida mayoritariamente por los árabes. La farmacopea

He recogido en este tratado los remedios simples y los remedios compuestos que he podido encontrar[48] en los *Kunnāšāt*[49].

Y digo que todos los remedios simples del corazón se dividen en dos clases: los que actúan principalmente por su composición y los que lo hacen por sus propiedades.

Los remedios que actúan por su composición se dividen en dos tipos, los remedios calientes y los remedios fríos.

Los remedios calientes se dividen, a su vez, en tres categorías: calientes fuertes, calientes intermedios y calientes débiles.

Los de calor fuerte son: el dorónico, la raíz de alcanfor, la buglosa, el jengibre, la galanga, la pimienta picante, la canela de China, la canela de clavo, el cinamomo casia, el ásaro, el *costus*[50], el comino bastardo, la cáscara de toronja, la mejorana y la alharma.

Los de calor intermedio son: el almizcle, la algalia, la moringa, el ámbar, la madera de áloe[51], la nuez moscada, el macis, el

---

estaba orientada también en esta línea, de manera que los remedios que se preparaban para la cura de las enfermedades poseían propiedades antagónicas al humor causante de la dolencia.

48 Aquí comienza el folio 175rº del Ms de El Cairo

49 Principios y bases de la Medicina. Los manuscritos de El Cairo e India: en la mayoría de los *Kunnāšāt*.

50 En árabe, *qusṭ*: *costus*, costo. La mayoría de los textos medievales se referían al costus indio (*Saussurea costus*). En cursiva va solo en esta primera cita.

51 En árabe,*'ūd*. La madera de áloe es lo que hoy se conoce como madera de agar, la madera aromática del árbol Aquilaria. Se trata de una madera muy apreciada por su fragancia única, que se utiliza en perfumería, ceremonias y medicina tradicional. Su empleo era muy usual en la Edad Media por parte de los médicos árabes

clavo, la almáciga, las uñas aromáticas, la juncia, la raíz del behen rojo y del behen blanco, el espicanardo o nardo índico[52], la madera del bálsamo de Judea[53], el grano de la pimienta cubeba, el helecho[54], la semilla de la albahaca de clavo, la hierbabuena, el serpol o tomillo silvestre, el azafrán, la canela y el olíbano.

Los de calor débil son: el cardamomo grande, el cardamomo pequeño, el tejo común[55], la semilla de la citronela, la espiga y sus hojas, la semilla de la albahaca de hoja pequeña[56], la semilla del cilantro seco, el liquen y la borraja.

La mayoría de los remedios que actúan por sus propiedades proceden de los minerales y las piedras preciosas, como las pìedras jacintas, los rubíes, las esmeraldas, las perlas, el nácar, el oro, la plata, el coral, el ámbar amarillo, el lapislázuli y el corazón de las piedras, así como también la seda cruda sin elaborar y el agua de hierro filtrada.

Los remedios fríos son de dos clases: fríos de primer grado y fríos de segundo grado.

---

52 En árabe, *hindī*: este término, que en la época medieval se usaba para indicar la procedencia geográfica de la India, sin connotaciones religiosas ni lingüísticas, se traduce en este caso —y en todos los demás en los que aparezca en el texto— como "índico" o "de La India".

53 Aquí comienza el folio 221vº del Ms. de La India.

54 Nombre incierto. En árabe *aflanŷa, falanŷ*a, *falaŷa*. Hay varias lecturas e interpretaciones sobre este nombre, y se ha identificado, entre otros, con el helecho, la cuscuta y el pie de cuervo (*Plantago coronopus*), etc. Véase: Max Meyerhof, *L'explication des noms des drogues. Un glossaire de matière médicale composé par Maïmonide*, Le Caire 1940, p.67. Para la traducción he utilizado uno de ellos: el helecho.

55 En árabe *zarnab*: tejo común o tejo negro, cuyo nombre científico es *Taxus baccata*.

56 En el texto: *al-ḥabaq al-karmānī* (albahaca karmānī).

Los fríos de primer grado son: la rosa, el agua de rosas, el mirto, el llantén, el mirobálano índico y el mirobálano de Kabul.

Los fríos de segundo grado son: los dos sándalos, el alcanfor y el *tabashir*[57].

Todos estos son los remedios simples beneficiosos para las enfermedades del corazón, y podemos comenzar refiriéndonos a ellos individualmente o agrupados: uno solo, dos o tres, menos o más, según lo que precise el médico diestro con arreglo a la propia enfermedad. Pero, con la ayuda de Dios el Altísimo, voy a empezar con la copia de los remedios compuestos.

[1] Receta de la triaca de Andrómaco, el médico[58], que es beneficiosa para los males y las enfermedades del espíritu y la psique, la perturbación, las ideas fijas, el asma, las convulsiones, la hemiplejía, las obsesiones, el sofoco, el ahogo, la epilepsia, la apoplejía y todos los síntomas de la atrabilis, la melancolía, el humor negro y la flema. Además, repone la mente, aumenta la memoria, fortalece la mente, es bueno para el cerebro y equilibra las naturalezas. Es el remedio de los reyes más importante. Sus ingredientes son: Se coge 12 *dirhems*[59] de almizcle; nuez, alcaravea, perlas, coral, raíz de

57 El *tabashir* es un exudado de bambú, también llamado azúcar de bambú, que se forma en el interior de los tallos en los nodos de la planta. Es una fuente rica en sílice, un mineral que contribuye a la salud de las articulaciones, huesos y cartílagos, y se utiliza comúnmente como tónico. En cursiva va solo en esta primera cita.

58 Véase: Introducción y nota 26.

59 El peso de 1 *dirhem* equivale a 3,12 g (véase: Índice de pesos y medidas). Al ser un término muy repetido a lo largo del texto, como en los casos de costus y tabashir, en la transcripción del mismo se utiliza la cursiva en

alcanfor, dorónico, madera de áloe índico, behen[60] rojo, behen blanco y espiga, de cada cosa, 3 meticales[61]; nuez moscada, clavo, cardamomo grande, canela de China, costus, canela, cinamomo casia, jengibre, pimienta picante y juncia, de cada cosa, 4 dirhems; azafrán, pimienta blanca y pimienta negra, de cada cosa, 2 meticales; alcanfor, macis, raíz de nenúfar de la India, sándalo amarillo, estoraque líquido blanco, rosa, cubeba y almáciga, de cada cosa, 1 metical; ramas de cinamomo casia, flores de junco oloroso, buglosa, grano de alharma, euforbio, brionia negra, cardamomo pequeño, zanahoria salvaje, ásaro, galanga y aristoloquia redonda de aroma penetrante, de cada cosa, 8 dirhems[62]. Se trituran los remedios y se tamizan; luego se disuelven el ámbar y el estoraque líquido en leche y se mezcla todo; por otro lado, se deja enfriar el oro y la plata, y se machacan conjuntamente hasta tener la consistencia de los medicamentos. Entonces, se combina todo con miel desespumada[63] y se deja reposar hasta estar en su punto. Se ha de

---

esta primera cita; en las siguientes, aparecerá en letra redonda o letra romana; e igualmente en el caso de *dāniq*.

60 En árabe, bahman, behen, behman: Planta de montaña; una especie de lavanda marina perteneciente a la familia Plumbaginaceae. Nombre científico: *Limonium narbonense*.

61 El peso de 1 metical equivale a 4,86 g (véase: Índice de pesos y medidas).

62 El Ms de El Cairo: 1,5 meticales; 1/3 de metical de escamonea; y 8 dirhems de oro y de plata.

63 La miel desespumada es la miel a la que se le ha retirado la capa de espuma que se forma de manera natural en su superficie después de ser extraída. Esta espuma está formada por burbujas de aire, polen y otras impurezas que, al ser más ligeras que la miel, ascienden y se acumulan en la parte superior. Se puede lograr removiendo la espuma manualmente con un raspador o bien calentándola suavemente y retirándola a medida que sube.

tomar la cantidad de 1 a 3 garbanzos del preparado con agua de mejorana y agua de clavo cocida.

Ibn Māsawayh[64] refirió que se trata de una triaca a la que, por su excelente aroma y sus grandes beneficios, son muy aficionados los reyes.

Está comprobada y es excelente.

[2] Receta de una triaca compuesta por Galeno[65], sobre la que refirió que la había probado y que era definitiva **[fº450]** para la atrabilis y las obsesiones causadas por ella, así como también para el frío intenso de la cabeza, los ataques de apoplejía y todos los males que tienen lugar debido a la bilis negra. Por su parte Ibn Al-Ŷazzār[66] indicó que él había preparado la triaca para Manṣūr el sirviente, y este alabó sus propiedades. La receta es la siguiente: Se coge almizcle y castóreo, de cada cosa, 3 dirhems; 7 dirhems de áloe socotrina; 10 dirhems de grasa de coloquíntida; agárico, turbit blanco de caña, canela de China, cinamomo casia, hojas de mejorana, tomillo persa, pimienta blanca, pimienta negra, pimienta picante, aristoloquia larga, aristoloquia redonda, aquilea[67], meliloto, asafétida aromática, semilla de eruca, almáciga, ajenuz, boñiga de vaca montaraz y absintio griego, de cada cosa, 4 dirhems; madera de bálsamo de Judea, cuscuta y polipodio, de cada cosa, 5 dirhems; y buglosa, grano de alharma, euforbio, sal índica, nardo, ásaro, costus blanco y macis, de cada cosa, 2 dirhems. Se tritu-

64 Véase: Introducción y nota 28.

65 Véase: Introducción y nota 30.

66 Véase: Introducción y nota 31. El Ms de El Cairo da el nombre más completo: Abū Ŷa'far Aḥmad Ibn Al-Ŷazzār

67 Aquí comienza el folio 222rº de La India.

ran los remedios y se tamizan; a continuación, se maceran las gomas en un hervido añejo, se amasa todo con la cantidad suficiente de miel y se deja reposar durante seis meses. La dosis es de ½ metical o menos. Y si quieres que actúe como purgante, aumenta la dosis, tomándola con agua en la que se haya cocido mejorana fresca[68].

[3] Receta de una triaca, compuesta por cien fármacos, que ideó Ibn Al-Ŷazzār[69] para el Imām Al-Mahdī bi-llāh el Altísimo[70]. Tras reunir más de veinte copias manuscritas, vio que gran parte de ellas se habían echado a perder a lo largo del tiempo, pues habían pasado de mano en mano de los copistas y, también, de los profanos en este oficio; y eso se debía a que

68 El Ms de El Cairo añade: Si Dios quiere/ El Ms de la India añade: Si Dios el Altísimo quiere.

69 El Ms de El Cairo: Abū Ŷa'far Ibn Al-Ŷazzār.

70 El Ms de El Cairo: el Imām Al-Mahdī bi-llāh, Príncipe de los Creyentes/ El Ms de la India: el Califa Al-Mahdī bi-llāh. Abū Muḥammad ʿAbd Allāh ibn al-Ḥusayn (874-934), nacido en ʿAskar Mukran, actual Irán, como Saʿīd Ibn Al-Ḥusayn, es más conocido por su nombre del reinado, Al-Mahdī bi-llāh, el Guiado por Dios, y fue el fundador del califato fatimí ismailí, el único califato chií importante en la historia islámica, y el undécimo imán de la rama ismailí del chiismo. Los fatimíes tuvieron su origen durante el califato abbasí e inicialmente conquistaron Ifriqiya, la actual Túnez y parte de Argelia, para más tarde dominar la costa mediterránea de África. Convirtieron Egipto en el centro de su califato en la segunda mitad del siglo X. Luego, la dinastía controló la costa mediterránea de África y convirtió Egipto en el centro de su califato en la segunda mitad del siglo x. En su época de esplendor, el califato incluía, además de Egipto, parte del Magreb, Sudán, Sicilia, el Levante mediterráneo y el territorio del Ḥiŷāz en la Península Arábiga. Cf. Paul E. Walker, "The Ismāʿīlī Daʿwa and the Fāṭimid Caliphate", *The Cambridge History of Egypt*, Vol. 1: Islamic Egypt, 640–1517. Cambridge: Cambridge University Press, 1998, pp. 120–150; Michael Brett, *The Fatimid Empire. The Edinburgh History of the Islamic Empires*, Edinburgh: Edinburgh University Press, 2017.

había en ellas unos remedios que no se conocen y otros que no se pueden encontrar. Al-Mahdī, entonces, le ordenó integrar todas las copias en un solo manuscrito, siguiendo las cláusulas y las leyes de los antiguos en cómo preparar los remedios compuestos a partir de los simples. Él lo hizo y se lo mostró al califa, refiriendo que, entre los remedios de los reyes y la élite de los sabios y los eruditos, no había visto remedio más eficaz que éste, ni más beneficioso, excelente y completo en todo[71]. La receta es la siguiente: Se coge almizcle, ámbar, oro, plata, madera de áloe índico, karabé[72], canela de China, raíz de alcanfor, dorónico, clavo y nuez moscada, de cada cosa, 2 dirhems; azafrán, espicanardo, castóreo, perlas sin perforar, almáciga, alcanfor, hojas dc rosa roja, sándalo amarillo[73], coral quemado, seda cruda[74] quemada, ásaro, espliego, cardamomo pequeño, cardamomo grande, cinamomo casia, flores de junco oloroso, jengibre, costus, macis[75] y cubeba, de cada cosa, 3 dirhems; agárico, áloe socotrina y lavandula stoechas[76], de cada cosa, 10 dirhems; pimienta blanca, pimienta negra, pimienta picante, genciana, buglosa, aristoloquia larga, aristoloquia redonda, ruibarbo pequeño, meliloto, zamarrilla y grano de alharma, de cada cosa, 4 dirhems; semilla de hinojo ancho[77], hisopo seco,

---

71 En los Mss de El Cairo y la India el fragmento es más extenso: "... reyes ... no había visto remedio más eficaz y beneficioso para las enfermedades que afectan a todos los órganos del cuerpo debidas a la atrabilis y la flema, especialmente las del corazón y el cerebro, ni más excelente y completo que éste".

72 También conocido como ámbar amarillo.

73 Aquí comienza el folio 175v° del Ms de El Cairo.

74 Falta "cruda" en el manuscrito de El Cairo

75 Falta "macis" en los manuscritos de El Cairo y la India.

76 Llamado comúnmente cantueso o tomillo borriquero

77 Hinojo silvestre

hojas de mejorana, pelitre, juncia, liquen, semilla de ruda, semilla de eneldo, galanga, semilla de eruca, ajenuz, grano de mostaza, zanahoria salvaje, iris azul y fagonia, de cada cosa, 5 dirhems; tejo común, pimienta de la India, grano y madera de balsamero, euforbio, sal índica, azufre amarillo, opio y semilla de beleño; de cada cosa, 2 dirhems; 7 dirhems de tomillo de Persia; 6 dirhems de anís; eléboro negro, eléboro blanco, behen rojo, behen blanco, semilla de esparraguera, semilla de dátil maduro fresco, mirra roja y cáscara de raíz de alcaparro, de cada cosa, 1 dirhem; estoraque líquido, que es el incienso de los monjes, sabina, estiércol de vaca, sagapeno y asafétida, de cada cosa, 4 dirhems; betún de Judea y psilio, de cada cosa, 3 dirhems; 8 dirhems de escamonea: 12 dirhems de absintio griego; 5 dirhems de helecho culantrillo; amoniaco y bórax armenio, de cada cosa, 1 dirhem; semilla de apio silvestre y estafisagria, de cada cosa, 2 dirhems; 6 dirhems de cohombro salvaje; y semilla de apio nabateo, semilla de achicoria, opopanax, fruto del fresno y celidonia, de cada cosa, 1 dirhem. Se trituran los remedios secos, se tamizan y luego se vuelven a machacar; a continuación, se maceran las gomas en un hervido añejo y en jarabe de arrayán o en vino de miel filtrado, se deja enfriar el oro y la plata hasta tener la consistencia de la harina, y se machacan; luego se disuelven el ámbar y el estoraque en 1 onza[78] de moringa pura, se amasa con el medicamento y con el almizcle que previamente se ha machacado y se combina todo con el triple de su cantidad de miel desespumada, y después se aparta para que madure durante seis meses. La dosis es la porción equivalente entre un garbanzo y un haba **[fº451]** para los

78 El peso de 1 onza equivale a 37 g (véase: Índice de pesos y medidas).

que padecen[79] tristeza, miedo, temblores, convulsiones, úlceras constantes y aflicción sin causa conocida; y se ha de tomar con agua en la que se hayan cocido mejorana y albahaca, o con agua en la que se hayan cocido liber de raíces de hinojo y liber de raíces de apio. Para el frío en el estómago y el hígado, se ha de tomar el preparado con agua en la que se hayan cocido almáciga, clavo y flores de junco oloroso; y para las mujeres con dolores en el útero y menstruo obstruido, con agua en la que se hayan cocido marrubio[80] y díctamo. Para los ancianos y para las enfermedades del frío, se ha de tomar el preparado con agua en la que se hayan cocido tomillo, eneldo y comino. También se puede inhalar 1 gramo del remedio con agua de mejorana y lirio, y en verano, con aceite de violeta y leche de mujer. Asimismo, se puede tomar en la mayoría de las épocas con el cocido de albahaca y jarabe añejo, normalmente de 1 dirhem a 1 metical. Según he comprobado, sus beneficios son mayores de los que se le atribuyen.

[4] Descripción de un remedio de almizcle, compuesto por Aḥmad Ibn Al-Ŷazzār, quien mencionó haberla creado para el Imām Al-Qā'im bi-'Amr Allāh el Altísimo[81]. Es beneficioso para las enfermedades de la atrabilis, la flema pútrida y las derivadas de la debilidad del hígado y el corazón, la corrup-

79 Aquí comienza el folio 222vº de La India.

80 En el manuscrito de El Cairo: anís.

81 Abū l-Qāsim Muḥammad Ibn ʿAbd Allāh (893-946), más conocido por su nombre del reinado, Al-Qā'im bi-'Amr Allāh, el que cumple las órdenes de Dios, fue el 12º imam ismailí y el 21 califa de la dinastía fatimí, que gobernó en Ifriqiya de 934 a 946, sucediendo a su padre ʿAbd Allāh Al-Mahdī bi-llāh. Cf. F.Dachraoui, The Encyclopaedia of Islam, New Edition, IV, Leiden,: E.J.Brill, 2017, pp.458-460, s.v. al-Ḳāʾim.

ción del estómago y su consiguiente fragilidad, principalmente debida a la salida de sangre por hemorragia menstrual, hemorroides y laxitud corporal. Es beneficioso también para las palpitaciones, el temblor, las convulsiones, la tristeza y las preocupaciones surgidas por la bilis y la atrabilis. Está comprobado y es portentoso. Igualmente refirió (Ibn Al-Ŷazzār) que conocía de sus beneficios lo que no supo por ninguno de los antiguos y registró la copia, dándola por demostrada, en el *Kitāb al-naṣḥ fī- 'ilāŷ al-mulūk*[82]: Se coge borraja, menta de río seca, anís y hojas de rosa roja, de cada cosa, 10 dirhems; lirio barbado[83], ámbar amarillo, coral quemado, seda quemada en una cacerola, ajenuz bañado en vino de albahaca, melisa y semilla de albahaca de clavo, de cada cosa, 6 dirhems; raíz de alcanfor, dorónico, espicanardo, madera de áloe seca, cardamomo grande, cardamomo pequeño, canela de China, semilla de apio de huerta y liquen, de cada cosa, 3 dirhems; castóreo, nuez moscada, costus indio, costus dulce, nardo de aroma, cla-

82 Libro de los consejos en el tratamiento de los reyes. Así es citado en el manuscrito. Seguramente se refiere al *Kitāb al-naṣḥ fī-adwiya al-jawāṣṣ wa-l-mulūk* (Libro de los consejos acerca de los remedios para la gente importante y los reyes). Véase: Introducción y nota 39.

83 En árabe *Lu'lu' al-kuḥl*, en árabe, que se traduce como "la perla del kohl" o "la perla del antimonio". Este nombre se le da a la planta *Iris germanica* (lirio barbado) por dos razones principales, relacionadas con su uso histórico y sus características visuales: 1) El uso en la elaboración del kohl: las raíces (rizomas) de esta planta se usaban tradicionalmente para preparar el kohl: Se secaban, se molían hasta obtener un polvo fino y, a veces, se mezclaban con los minerales de antimonio o plomo para elaborar el cosmético. 2) El color y apariencia de la flor: la planta produce flores de un color violeta oscuro o azul muy intenso. Este tono profundo se asemeja al color del polvo de kohl de alta calidad, y la belleza de la flor, comparada con una "perla" por su intensidad y valor, le otorga el nombre que asocia su belleza con la sustancia cosmética.

vo, hinojo, jengibre seco, pimienta picante, behen rojo, behen blanco, mirra roja, incienso macho y cáscara de cinamomo casia, de cada cosa, 2 dirhems; y 1 dirhem de almizcle. Se trituran los remedios secos, se tamizan y se vuelven a machacar; a continuación, se coge menta, hojas de toronja, cáscara de toronja, melisa, albahaca de clavo, absintio griego y menta de río, de cada cosa, 1 onza; se cuece todo en 6 libras[84] de guiso de albahaca hasta que se consuma 1/3, se macera y se cuela; luego se vuelve a colar tanto cuanto se desee, junto con la misma cantidad de todos los medicamentos, dos veces y media, de miel desespumada; y se cuece todo con jarabe de albahaca o con jarabe de miel preparado con especias o con agua en la que se haya cocido borraja o clavo.

[5] Esta copia de la triaca la obtuve en el *Kitāb Masīḥ*[85]. Se trataba de una copia que estaba desordenada y desorganizada, y lo la arreglé; asimismo puse en orden los pesos y medidas de sus fármacos y los aporté a este tratado para que estuvieran recogidos y para que toda la gente tuviera conocimiento de ellos. Es una triaca beneficiosa para los dolores fríos, las enfermedades del corazón, la epilepsia, la apoplejía, la hemiplejia, la parálisis facial, las convulsiones, la amnesia, los temblores, la inquietud, los pensamientos obsesivos, las palpitaciones, las alteraciones de la razón, los dolores malos, los gases densos o acumulación excesiva de gases, el dolor de las articulaciones, la gota, el dolor de las entrañas, el aborto espontáneo y la conservación fetal. Y, si se inhala, es un medicamento muy bueno para la cefalea, la jaqueca, el vértigo y la hemiplejía. Sus ingredientes son: Se coge

84 El peso de 1 libra equivale a 449,28 g (véase: Índice de pesos y medidas).

85 Véase: Introducción y nota 41.

almizcle, alcanfor, euforbio, álcali nabateo, semilla de apio, semilla de ruda, liquen florido, azufre amarillo, estiércol de vaca y de cabra montañesas, eléboro blanco, eléboro negro, juncia, estoraque líquido[86], celidonia china, semilla de esparraguera, retama espinosa, raíces de achicoria, grano de guindo, grano de mostaza blanca, arrope de regaliz, acacia, excremento de zorro y cortezas de raíz de alcaparro, de cada cosa, 2 dirhems; oro, plata, masa de triaca, cuya mención aparecerá después, y pinza de langosta[87], que es otra triaca, semilla de nigella o comino negro, y tierra dispersa de tres caminos, de cada cosa, 1 dirhem **[fº452]**, ámbar, seda pura[88], dorónico, raíz de alcanfor, azafrán, nardo de aroma, almáciga, raíces de regaliz, iris azul, madera de áloe, grano del árbol del bálsamo, cortezas de cinamomo casia, pimienta blanca, jengibre, liber de raíz de eneldo, ammi, genciana griega, fruto del fresno, sal índica, semilla de tomillo persa, zanahoria salvaje, cártamo silvestre, fagonia, sabina, pelitre, aristoloquia redonda, avellana de la India, zaragatona, coral, meliloto, semilla de cohombro, culantrillo, betún de Judea, brionia blanca, vid negra y manojos de nimbo de la India que hay en los huertos, de cada cosa, 4 dirhems; perlas, espicanardo, ruibarbo chino, nuez moscada, castóreo, cardamomo, semilla de alharma y semilla de eruca, de cada cosa, 10 dirhems; pimienta negra, pimienta picante, semilla de beleño, opio y aristoloquia

---

86 Aquí comienza el folio 223rº del manuscrito de la India. A partir de aquí este manuscrito está ilegible, por haber muchas manchas que imposibilitan su lectura. Como ya se ha indicado en la Introducción, este último folio no recoge el tratado IX, sino el tratado XX sobre oftalmología.

87 *Riŷl al-ŷirād*, en árabe. Se refiere comúnmente a *la Heliconia,* específicamente a especies como la *Heliconia rostrata*, debido a la forma de sus brácteas que pueden parecerse al pie o la pinza de una langosta.

88 Aquí comienza el folio 176rº del manuscrito de El Cairo.

larga, de cada cosa, 20 dirhems; y 10 mandrágoras, Se juntan estos remedios, machacados y tamizados, y se macera todo en bebida colada, en melote condensado o en vino de miel pura; luego se amasa con miel no ahumada, se aparta en un recipiente de cristal y se emplea transcurridos seis meses. La dosis es como un garbanzo que se ha de tomar con agua de cáscara de raíz de hinojo y apio. También se puede inhalar en la cantidad de 1 grano[89] de trigo, junto con agua de mejorana, y se emplea en los días del orto de la estrella Sirio[90].

[6] Receta de una masa de triaca: Se coge almizcle, ámbar, alcanfor, estoraque líquido, madera de áloe pura, estoraque sólido y sándalo rojo, de cada cosa, ½ dirhem; semilla de mejorana y de maro, lechetrezna y su jugo, hinojo y vesícula biliar de zorro, de cada cosa, 2 *dāniqs*[91]; y vesícula biliar de grulla, resina de terebinto, estoraque, lenteja, castóreo y bedelio, de cada cosa, ½ dāniq. Se trituran los medicamentos, se amasa todo con jugo de cáñamo y se conserva hasta el momento que se necesite.

[7] Receta de un remedio de pinzas de langosta que es una masa de triaca: Se coge el peso de 10 dirhems de pinzas de langosta; hojas de loto, pelitre, euforbio, flores de hinojo y su jugo, de cada cosa, 2 dāniqs; flores de retama espinosa, raíz de artanita y flores de maro blanco, de cada cosa, 1 dāniq. Se

89 El peso de 1 grano equivale a 0,065 g (véase: Índice de pesos y medidas).

90 El orto helíaco de la estrella Sirio tiene lugar alrededor del 15 de julio, durante la canícula.

91 El peso de 1 *dāniq* equivale a 1/6 de dirhem (véase: Índice de pesos y medidas). Al ser un término que aparece bastante en el texto, se usa la cursiva solamente en esta primera cita.

tritura todo, se amasa con agua de maro blanco y se aparta su masa fermentada como hemos descrito.

[8] Receta de un electuario[92] de alharma que es beneficiosa como la triaca anterior. Sus ingredientes: Se coge semilla de alharma, ajenuz, alcanfor, castóreo, aristoloquia, estoraque, semilla de beleño, vid negra, pelitre, clavo, tomillo persa, brionia blanca, genciana, espiga, semilla de apio, semilla de ruda, alcaravea, opio, nuez moscada, cinamomo casia y costus, de cada cosa, el peso de ½ dirhem; sagapeno y opopanax, de cada cosa, 4 dirhems; 1 dirhem de azúcar; y la cantidad que precises de miel. Se amasa todo y se aparta. La dosis es de 1 dirhem, para las personas fuertes, y ½ dirhem, para las que son débiles.

[9] Receta de un electuario de almizcle que es beneficiosa para la consternación, la inquietud, la epilepsia cada novilunio y las palpitaciones cardíacas. Sus ingredientes: Se coge cinamomo casia, nardo, espicanardo y liquen florido, de cada cosa, 2 dirhems[93]; buglosa, costus y helenio, de cada cosa, el peso de 1,5 dirhems; oro y plata, de cada cosa, 2 quilates[94]; ámbar amarillo y coral, de cada cosa, 1,5 dirhems; y la cantidad que precises de miel. Se amasa y se aparta. La dosis es el equivalente a un haba, que se ha de tomar con jarabe mixto[95] al comienzo,

---

92 *Ma'ŷūn*, en árabe, que significa literalmente "pasta" o "amasado", haciendo referencia a la consistencia de esta preparación medicinal a base de miel, pues se trata de una pasta dulce hecha con miel o sirope, hierbas en polvo y especias.

93 En el manuscrito de El Cairo: 1´5 dirhems.

94 El peso de 1 quilate equivale a 200 mg (véase: Índice de pesos y medidas).

95 En árabe, *šarāb mamzūŷ*, que significa jarabe mixto o bebida mezclada. En textos médicos o farmacéuticos medievales, como los que se re-

a mitad y al final del novilunio durante tres días consecutivos. Y si el enfermo de epilepsia inhala la cantidad de una lenteja de este preparado, junto con agua en la que se hayan cocido acelgas y albahaca, sanará[96].

[10] Receta de un electuario hecho con perlas que tiene los mismos beneficios que la anterior. Sus ingredientes: Se coge raíz de alcanfor y dorónico, de cada cosa, 3 dirhems; 1,5 dirhems de tierra sellada; perlas sin taladrar, coral, seda cruda y tabashir, de cada cosa, 1 dirhem; y el peso de 1,5 dāniqs o de ½ dirhem de castóreo. Se tritura todo, se tamiza, se amasa con miel y se emplea cuando se necesite. Se ha de tomar la cantidad equivalente a un haba.

[11] Receta de otro remedio con perlas maceradas, que es beneficioso **[fº453]** para todos los dolores del corazón y para los males de la bilis negra. Se emplea seco y como electuario. Sus ingredientes: Se coge perlas sin taladrar, almizcle y alcanfor, de cada cosa, 2 dāniqs; ámbar amarillo, coral y berro silvestre, de cada cosa, 3 dirhems; 1 quilate de pasas; 2 quilates de plata; maro, raíz de alcanfor, dorónico, espicanardo, eléboro blanco, cinamomo casia, nardo de aroma, costus y castóreo, de cada cosa, el peso de 1 dirhem; la cantidad de 2 dirhems de caña de falso ácoro; y el peso de 6 dirhems de azúcar pilón. Se tritura todo, se mezcla y se emplea seco. La dosis es de 1,5 dirhems, y como electuario con miel, el peso de 3 dirhems. Se

---

fieren a los electuarios, la expresión podría describir una preparación que combina varios ingredientes para crear un jarabe complejo. A menudo, esto implicaría mezclar hierbas o especias con una base dulce, como miel o azúcar.

96 El manuscrito de El Cairo añade: Si Dios quiere.

ha de tomar con jarabe mixto estando en ayunas durante tres días consecutivos. Ciertamente es un remedio beneficioso y está comprobado.

[12] Breve receta de un electuario que es beneficiosa para la inquietud y las palpitaciones cardíacas. Sus ingredientes: Se coge 1 dirhem de borraja seca triturada y 4 dirhems de raíz de alcanfor y de dorónico. Se tritura todo, se mezcla y se toma del preparado al principio, a mitad y al final del novilunio, en cada dosis el peso de 1 dirhem, junto con jarabe mixto, estando en ayunas[97].

[13] Receta de otro remedio beneficioso para las palpitaciones cardíacas y la inquietud: Se coge espiga, canela de China, raíz de alcanfor y dorónico, de cada cosa, 2 dirhems; 1 dirhem de cáscara de toronja seca; y 1,5 dirhems de semilla de eneldo. Se tritura todo, se mezcla y se toma 1 dirhem de ello, junto con 1,5 onzas de jarabe en el que haya macerado borraja, cada mes, durante tres días consecutivos, si Dios quiere.

[14] Receta de un remedio de coral que es beneficioso para las palpitaciones cardíacas, la inquietud, el miedo, los gases retenidos en los órganos, y el debilitamiento y decaimiento del cuerpo en las fiebres crónicas de todas las dolencias. Se trata de un remedio exitoso. Sus ingredientes: Se coge espicanardo, zamarrilla silvestre y artemisa arménica, de cada cosa, el peso de 2 dirhems; berro silvestre, cinamomo casia, junco oloroso y nardo de aroma, de cada cosa, 1,5 dirhems; azafrán, coral, ámbar amarillo, seda cruda, semilla de ruda silvestre y de huerta,

97 El manuscrito de El Cairo añade: Si Dios quiere.

behen blanco y behen rojo, de cada cosa, 1 dirhem[98]; el peso de 3 dirhems de perlas sin taladrar; castóreo y semilla de beleño, de cada cosa, 4 dāniqs: 6 dirhems de tabashir; 4 dirhems de polipodio; y 5 dirhems de azúcar pilón. Se tritura todo, se tamiza y se amasa con miel desespumada. La dosis de este remedio es como un hueso de dátil, y se ha de tomar tres veces al día junto con agua cocida de apio o con jarabe mixto.

[15] Receta de un remedio beneficioso para la debilidad del corazón, las palpitaciones cardíacas y la tos: Se coge nardo, melisa, anís y albahaca, de cada cosa, 1 dirhem; almizcle y alcanfor, de cada cosa, 1 dāniq; y ½ dirhem de semilla de albahaca de hoja grande. Se tritura todo, se amasa con la cantidad necesaria de miel desespumada y se emplea.

[16] Otra breve receta: Se coge cinamomo casia, espiga y espicanardo, de cada cosa, el peso de 1 dirhem; y raíz de alcanfor y dorónico, de cada cosa, el peso de 2 dāniqs. Se trituran los medicamentos y se amasa todo con miel desespumada. La dosis es la cantidad equivalente a un haba con jarabe.

[17] Receta de unas pastillas de almizcle de Al-Rāzī[99], que son beneficiosas para las palpitaciones cardíacas, la desolación y la melancolía: Se coge almáciga, espiga, madera de áloe, canela de China, clavo, *sukk*[100], nuez moscada, cubeba, cardamomo,

---

98 Aquí comienza el folio 176vº del manuscrito de El Cairo.

99 Véase: Introducción y nota 33.

100 El *sukk* era un remedio compuesto de jugo de dátiles, nuez de agallas y drogas indias astringentes y aromáticas. Era un remedio versátil que se utilizaba en la medicina medieval islámica para tratar una gran variedad de dolencias, desde problemas digestivos hasta enfermedades respiratorias. También se consumía como un dulce o un confitado. Se elaboraba remojan-

cáscara de toronja y cardamomo pequeño, de cada cosa, 1 metical; 2 dāniqs de almizcle; y 1 dāniq de ámbar. Se preparan unas pastillas y se emplean con jarabe de albahaca. Se toman para el desvanecimiento, el abatimiento y las palpitaciones cardíacas[101].

[18] Receta de un remedio de almizcle intenso que es beneficioso para el desvanecimiento, las palpitaciones cardíacas, la desolación, la melancolía y las preocupaciones: Se coge almáciga, canela de China, albahaca de hoja grande, semilla de albahaca de clavo, semilla de albahaca citronela, serpol, semilla de mejorana y pimienta picante, en porciones iguales, tomando de todo el peso de 10 dirhems; y de perlas, coral, ámbar amarillo, seda cruda, behen rojo, behen blanco, espicanardo, raíz de alcanfor y dorónico, de cada cosa, 5 dirhems; y ½ dirhem de almizcle tibetano[102] puro. Se mezcla todo con miel de mirobálano de Kabul, y ciertamente es beneficioso para el frío en el estómago y las malas digestiones.

[19] Receta de un remedio beneficioso para la inquietud, la epilepsia y las palpitaciones cardíacas: Se coge canela de China, espiga, raíz de alcanfor y dorónico, de cada cosa, el peso de 2 dirhems; y 1'5 dirhems de semilla de beleño **[fº454]**. Se tritura todo y se amasa con miel desespumada. La dosis es de 1 dirhem con jarabe en el que haya macerado borraja. Ciertamente es un remedio beneficioso, si Dios Excelso y Sublime quiere.

---

do y cocinando los ingredientes en una mezcla de jugo de dátiles, azúcar y otros líquidos. La mezcla se calentaba hasta que se espesaba y se formaba una pasta, la cual luego se dejaba enfriar y se cortaba en trozos.

101 El manuscrito de El Cairo añade: Si Dios quiere.

102 El almizcle tibetano se extrae de las glándulas del ciervo almizclero del Tíbet. Se considera uno de los tipos de almizcle más raros y caros.

[20] Receta de un remedio beneficioso para la epilepsia al comienzo de cada novilunio, las palpitaciones cardíacas, la desolación y la melancolía: Se coge cinamomo casia, espiga, espicanardo y liquen florido, de cada cosa, 2 dirhems; buglosa, costus y helenio, de cada cosa, el peso de 1,5 dirhems; oro y plata, de cada cosa, 2 quilates; almizcle y alcanfor, de cada cosa, 3 quilates; y ámbar amarillo y coral, de cada cosa, el peso de 1 dirhem. Se tritura todo, se machaca y se tamiza con miel sin ahumar. La dosis es la cantidad equivalente a un haba al comienzo, en medio y al final de cada novilunio, durante tres días consecutivos. Es un remedio beneficioso, si Dios el Altísimo quiere.

[21] Receta de un remedio de almizcle, en el que confían la mayoría de los médicos, que es beneficioso para la debilidad del corazón, la epilepsia resistente, los temblores, las convulsiones, las palpitaciones cardíacas y los pensamientos obsesivos, y que elimina la melancolía. Está comprobado[103]: Se coge raíz de alcanfor, dorónico, behen rojo y behen blanco, de cada cosa, 5 dirhems; 7 dirhems de rosa roja; 4 dirhems de tabashir; albahaca de clavo, albahaca citronela, seda cruda sin elaborar[104], almáciga, menta seca, serpol, madera de áloe pura, castóreo, lirio barbado, ámbar amarillo, coral quemado, grano de cilantro seco, anís y semilla de hinojo, de cada cosa, 3 dirhems; y 5 dirhems de menta de río; y espiga, canela de China y almizcle de invierno, de cada cosa, el peso de 1 dirhem. Se tritura todo por separado, se mezcla todo[105] y se

103 El manuscrito de El Cairo: está probado y comprobado.
104 El manuscrito de El Cairo añade: quemada.
105 El manuscrito de El Cairo añade: se tamiza con seda.

amasa con el mismo peso de los remedios de miel pura blanca y desespumada. Después se aparta en un recipiente de arcilla blanca, fuertemente asegurado, y se guarda en cebada durante seis meses. La dosis es de ½ dirhem a 1 metical con jarabe de rosa, en agua fría o agua de madera de áloey almáciga. Si el enfermo tiene fiebre o ardores en la boca del estómago, entonces tendrá que tomar el medicamento con 2 onzas de agua de manzana aromática, con agua de dos granadas o con jarabe de granada natural. Y si el enfermo no tiene fiebre, lo tomará con jarabe hecho con menta, cuya receta se encuentra en el tratado que terminé sobre la elaboración y preparación de los brebajes, y que está marcado como la bebida con la que se toma el remedio de almizcle. Ciertamente es beneficioso, si Dios el Altísimo quiere[106].

[22] Receta de un remedio de almizcle hecho con absintio que compuso Ibn Al-Ŷazzār[107], de acuerdo con lo que enmendó por orden del Imām Al-Mahdī bi-llāh[108]. Este remedio fortalece el estómago y el hígado, elimina los gases excesivos y es beneficioso para las palpitaciones cardíacas debidas a la bilis negra. Se trata de uno de los remedios que él probó a partir del libro de Yaḥyà Ibn Māsawayh[109]. Sus beneficios son bien conocidos, así como también la rapidez de su éxito en las enfermedades del corazón, el estómago frío, los temblores, las convulsiones, los miedos, la melancolía y todas las afecciones atrabiliosas causadas por el frío en el estómago: Se coge áloe

106 La última frase falta en el manuscrito de El Cairo.

107 El manuscrito de El Cairo: Abū Ŷa'far Aḥmad Ibn Al-Ŷazzār

108 Véase nota 70.

109 Tal vez se refiera al *Kitāb jawāṣṣ al-agḏiya* (Libro de las propiedades de los alimentos). Véase nota 29.

socotrina y borraja, de cada cosa, 10 dirhems; cuscuta, epitimo y absintio griego, de cada cosa, 6 dirhems; almáciga, clavo, raíz y flor de junco oloroso, canela, nuez moscada, macis, cardamomo grande, cardamomo pequeño, cinamomo casia, caña de azafrán silvestre, costus dulce, costus amargo y azafrán, de cada cosa, 5 dirhems; castóreo, mirra roja, ámbar amarillo, coral y albahaca citronela, de cada cosa, 4 dirhems; y espicanardo, nardo griego, juncia, jengibre, ammi, semilla de apio, anís, espiga, liquen florido, ruibarbo chino, raíz de alcanfor, dorónico, perlas sin perforar, albahaca de clavo y menta de río, de cada cosa, 3 dirhems. Se tritura y se tamiza todo; luego se le añade 3 dirhems de almizcle y se amasa con miel desespumada. La dosis es de 1 dirhem a 1 metical, cuando el remedio esté añejo, y se toma con jarabe de absintio o con agua de albahaca de toronjil y hojas de toronja. Se trata de un remedio excelente y está comprobado.

[23] Receta de otro remedio de almizcle muy alabado y de beneficios probados en el fortalecimiento del corazón y la eliminación de la inquietud, el miedo, los malos pensamientos y las palpitaciones cardíacas: Se coge raíz de alcanfor y dorónico, de cada cosa, 1 dirhem; 2 dirhems de cilantro seco frito; semilla de albahaca de clavo y semilla de citronela, de cada cosa, 3 dirhems; ámbar amarillo, perlas, coral y seda cruda, de cada cosa, 1,5 dirhems; 1 dirhem de almizcle; y behen blanco, behen rojo[110], espicanardo, nardo índico, cardamomo, castóreo y liquen florido, de cada cosa, ½ dirhem. Se trituran los medicamentos, se tamizan y se mezclan todos excepto la seda, la cual por separado se corta, se quema **[fº455]**, se tritura y se ta-

110 Aquí comienza el folio 177rº del manuscrito de El Cairo.

miza, y luego se amalgama con el resto previamente triturado y tamizado. Entonces se amasa todo con miel desespumada. La dosis es de 1 dirhem a 1 metical. Ciertamente se trata de un remedio asombroso y beneficioso[111].

[24] Receta de otro remedio de almizcle de Sābūr[112], que es beneficioso para los dolores del corazón y el hígado, y para la debilidad del estómago; asimismo abre las obstrucciones de los órganos y elimina los gases. Sus ingredientes: almizcle, cinamomo casia, espiga, espicanardo, lacre puro, ruibarbo chino y genciana griega, de cada cosa, 3 dirhems; y madera de áloe índica y clavo, de cada cosa, 1,5 dirhems. Se tritura todo, se tamiza, se amasa con miel desespumada y se emplea. La dosis es como el tamaño de un haba grande.

[25] Receta de otro remedio de almizcle hecho con acíbar[113], que es laxante y emoliente, y, además, también es beneficioso para las palpitaciones cardíacas debidas a la atrabilis. Asimismo, limpia y depura el estómago y la cabeza. Sus ingredientes: Se coge espicanardo, nardo griego, juncia, albahaca de clavo, semilla de ammi, semilla de apio, anís y liquen florido, de cada cosa, 3 dirhems; ámbar amarillo, coral, lirio barbado y azafrán, de cada cosa, 5 dirhems; 7 dirhems de áloe socotrina; 4 dirhems de mirra; y 2 dirhems de almizcle. Se trituran los medicamentos secos y se tamizan con un trozo de seda; luego se

111 El manuscrito de El Cairo añade: si Dios quiere

112 Véase: Introducción y nota 34.

113 En la medicina medieval, el término *ṣabr* podía referirse tanto a la planta de áloe como a su extracto concentrado, el acíbar. En el contexto de esta receta, la traducción más precisa es acíbar, que designa el jugo amargo y resinoso extraído de las hojas de la planta, utilizado por sus propiedades purgantes.

echa la mirra y el azafrán en el cocido de albahaca, se machaca con suficiente miel y se mezcla con el almizcle y los otros medicamentos; a continuación, se amasa todo junto con miel desespumada. La dosis es de 1,5 dirhems, que se ha de tomar con jarabe de absintio. Y si se le añade un poco de alumbre[114], el remedio es más efectivo.

[26] Receta de un electuario que sustituye el remedio del almizcle para los que tienen fiebre, inflamación, ardores, palpitaciones cardíacas y sed[115]: Se coge agracejo, semilla de cohombro y grano de pepino, ambos machacados, de cada cosa, 4 dirhems; y 3,5 dirhems de semilla de verdolaga; 2,5 dirhems de bolo arménico; tabashir, ámbar amarillo y semilla de llantén, de cada cosa, 3 dirhems; almáciga y hojas de rosa, de cada cosa, 2 dirhems; y coral, lirio barbado, semilla de cuscuta, madera de áloe y alcanfor, de cada cosa, el peso de 1 dirhem. Se tritura todo, se tamiza y se amasa con jarabe de dos granadas o con jarabe de membrillo. La dosis es de 2 meticales con julepe o jarabe de rosa.

[27] Receta de un remedio de almizcle del libro de Sābūr[116], preparado con absintio, que es beneficioso para las palpitaciones cardíacas, los tumores de garganta, la humedad y la debilidad estomacales, las afecciones del corazón y los gases fríos atrabiliosos; asimismo protege y cuida el corazón. Sus ingredientes: Se coge absintio griego, áloe socotrina y ruibarbo chino, de cada cosa, 6 dirhems; nardo de aroma, almizcle, espica-

114 El manuscrito de El Cairo añade: yemení.

115 En el manuscrito de El Cairo se lee *ʻaṭs*, que significa "estornudo".

116 Con toda seguridad se refiere al *Kitāb al-aqrabāḏīn al-kabīr* (El gran libro de los medicamentos compuestos). Véase: Introducción y nota 34.

nardo, azúcar y mirra, de cada cosa, 2 dirhems; ammi, azafrán y semilla de apio, de cada cosa, 4 dirhems; y 1,5 dirhems de castóreo. Se juntan los medicamentos, después de machacarlos y tamizarlos, se amasa todo con miel desespumada, se aparta en un recipiente plano y se emplea cuando se necesite.

[28] Receta de un electuario que es beneficiosa para las palpitaciones cardíacas causadas por la bilis amarilla, y también es un purgante suave. Procede del *Kitāb al-bugya*[117], de Ibn Al-Ŷazzār: Se coge flores de violeta, turbit blanco y hojas de rosa roja, de cada cosa, 1 dirhem; y almáciga y semilla de hinojo, de cada cosa, 1 dāniq. Se tritura todo, se tamiza, se amasa con 2 onzas de jarabe de membrillo, jarabe de ciruela, jarabe de rosa o jarabe de manzana. Si hay tos, se administrará el remedio en arrope de uvas frescas o en jarabe de violeta: el paciente lo tomará todo y luego descansará unos días; a continuación, lo tomará de nuevo una segunda y una tercera vez, según la necesidad. Si hay tos virulenta, añádele 1`5 dirhems de semilla de adormidera, y de semilla de cohombro y semilla de melón, ambas sin corteza; ½ dirhem de arrope de regaliz; y ½ dirhem de tragacanto. Ciertamente es un remedio muy bueno.

[29] Receta de unos supositorios para las palpitaciones cardíacas y las enfermedades del corazón, así como para los que se desvanecen. Sus ingredientes: Se coge mirobálano de Kabul y cuscuta, de cada cosa, 1 porción; borraja, semilla de hinojo, semilla de albahaca de toronjil, semilla de albahaca de clavo y semilla de verdolaga seleccionada, de cada cosa, ½ porción;

117 Libro del anhelo. Véase: Introducción y nota 42.

y clavo, cardamomo[118], madera de áloe de buena calidad, *sukk* de clase superior, coral, ámbar amarillo y perlas, de cada cosa, ¼ de porción. Se tritura todo[119], se tamiza, se machaca con aceite de rosa y se mezcla con la misma cantidad de todo ello de azúcar pilón. La dosis es de 6 dirhems del medicamento con agua fría **[fº456]** una vez. Y si se desea un electuario, se coge la misma cantidad de todo el remedio triturado de pasas sin hueso, machacadas como el cerebro, se junta todo muy bien en un mortero y se mezclan unos supositorios, hechos a base de este preparado, de 7 dirhems de peso cada uno, con agua en la que se hayan cocido almáciga, juncia, espiga, hinojo y serpol.

[30] Receta de un remedio beneficioso para las palpitaciones cardíacas, la inquietud, el miedo y la epilepsia: Se coge espiga, canela de China, raíz de alcanfor y dorónico, de cada cosa, 2 dirhems; 1 dirhem de cáscara de toronja seca; y ½ dirhem de eneldo. Se tritura todo, se tamiza, se mezcla y se toma 1 dirhem con 1,5 onzas de jarabe en el que se haya macerado borraja, durante tres días consecutivos. Ciertamente se trata de un remedio asombroso y beneficioso.

[31] Breve receta de un remedio para la debilidad del corazón y las palpitaciones cardíacas: Se coge mirobálano de Kabul engomado, se tritura, se le añade 1/8 de dirhem de almizcle y se toma con vino de albahaca o con jarabe de rosa. Ciertamente es asombroso.

118 El manuscrito de El Cairo añade: pequeño

119 Falta en el manuscrito de El Cairo.

[32] Receta de un remedio de almizcle de Isḥāq Ibn 'Imrān[120], que elimina la bilis negra del estómago y la flema corrompida, infecta e inflamante: Se coge 10 dirhems de *hiera picra*[121]; la misma cantidad de jugo de absintio; 20 dirhems de mirobálano de Kabul; semilla de albahaca de clavo, semilla de albahaca citronela, menta seca, almáciga, madera de áloe pura, ámbar amarillo, coral quemado, anís, menta de río y lirio barbado, de cada cosa, 4 dirhems; 1 metical de almizcle; y 160 dirhems de miel blanca depurada y desespumada. Se tritura todo por separado y se tamiza con un trozo de seda; a continuación, se amasa con miel después de mezclarse muy bien, se aparta en una fuente lisa compacta y se entierra en cebada durante cuatro meses, transcurridos los cuales, se emplea. La dosis es de 2 meticales con jarabe de albahaca combinado con agua de rosa fría. Siendo constante en el tratamiento, este preparado es especialmente beneficioso para el comienzo de la melancolía y para la dolencia de las mujeres llamada atonía

120 Véase: Introducción y nota 35.

121 La *hiera picra* (del griego *hieros*, sagrado, y *pikros,* amargo; "la amarga sagrada") fue uno de los remedios medicinales más famosos y utilizados desde la Antigüedad clásica hasta bien entrada la Edad Media y el Renacimiento. Su invención se atribuye tradicionalmente a Galeno, y fue muy usada por los médicos árabes durante la Edad Media. La composición exacta variaba ligeramente según el médico o la época, pero siempre tenía dos componentes esenciales: 1) Áloe, que es el ingrediente principal y el que le daba el sabor amargo característico y su potente efecto purgante. 2) Especias aromáticas: una mezcla de canela, azafrán, jengibre, mirra, y almáciga, que ayudaban a equilibrar los humores del áloe y a hacer la medicina más agradable al paladar, aunque seguía siendo muy amarga. Estos ingredientes se molían hasta obtener un polvo fino y luego se mezclaban con un agente aglutinante, a menudo miel o vino, para formar una pasta (un electuario) o pequeñas píldoras.

del útero[122], si la enfermedad va acompañada de palpitaciones cardíacas y temblores intensos.

[33] Receta de unos polvos para las palpitaciones cardíacas y las obsesiones y que, además, allanan los problemas, calman y tranquilizan: Se coge 2 onzas de mirobálano índico y de mirobálano de Kabul; menta[123], semilla de albahaca citronela, ámbar amarillo y coral quemado, de cada cosa, el peso de 2 dirhems; y 1 dāniq de almizcle. Se tritura todo, se tamiza, se mezcla con la misma cantidad de todos los medicamentos de azúcar pilón y se aparta, La dosis, cuando se necesite, es de 3 a 4 meticales con agua fría, y se ha de ser constante en la toma. Ciertamente este remedio bloquea el humor negro, en especial cuando aparece en el estómago, ya que lo protege en las comidas.

[34] Receta de un electuario estimulante del ánimo[124], que es beneficiosa para las enfermedades de la atrabilis[125], y está comprobada. También es buena para la inquietud, los miedos, los

122 En árabe, *ḫānūq al-raḥim*. Se refiere a la falta de tono muscular o la incapacidad de un músculo, en este caso, el útero, para contraerse. La atonía uterina, también conocida como inercia uterina o flaccidez uterina, es una condición médica grave que ocurre cuando el útero no logra contraerse adecuadamente después del parto, lo que puede provocar una hemorragia posparto severa.

123 Aquí comienza el folio 177vº del manuscrito de El Cairo.

124 En la medicina antigua árabe, *mufarriḥ al-nafs* se usaba para describir remedios (a menudo electuarios o jarabes) que se creía que tenían un efecto beneficioso sobre el estado mental y emocional del individuo, aliviando la melancolía o la tristeza. Lo he traducido en esta receta y en las siguientes en los que aparece por "que estimula el estado de ánimo" y "que reconforta el alma". Por otra parte, el manuscrito de El Cairo aquí añade: según lo que yo mismo he corregido y comprobado.

125 Denominada también bilis negra y melancolía. Históricamente, la atrabilis era considerada un humor corporal cuya presencia o predominio

pensamientos obsesivos, los temblores, la angustia y la congoja[126]. Además, mejora el estado de ánimo, beneficia las almorranas del ano, fortalece el cuerpo y perfuma el aliento. Y, si se es constante en el tratamiento, serena el espíritu, relaja y aumenta las ganas de reír: Se coge hojas de citronela, hojas de albahaca de clavo y hojas de toronja seca, de cada cosa, 4 dirhems; lavándula, mirobálano negro y epítimo copto, de cada cosa, 10 dirhems; agárico y eléboro negro, de cada cosa, 5 dirhems; y raíz de alcanfor[127], clavo, behen rojo, behen blanco, nuez moscada, espiga, *sukk*, juncia, almáciga, canela caliente, azafrán, cardamomo pequeño, ásaro y hojas de rosa roja, de cada cosa, 2 dirhems. Se tritura todo y se tamiza con un cedazo compacto; a continuación, se coge mirobálano émblico y cortezas de borraja, de cada cosa, 50 dirhems; se pela la borraja, se limpia quitándole la tierra, se corta y se cuece en suficiente agua junto con el mirobálano émblico, hasta que su fuerza emana[128] en el agua. Entonces se cuela el agua, se le añade la misma cantidad de miel desespumada y se vuelve a poner al fuego hasta que el agua se haya evaporado y la miel esté espesa. Después se amasan con esto los medicamentos y se aparta. Lo dejarás madurar con la cantidad de agua de almizcle aromático que tú quieras, porque, cuanto más almizcle contenga el preparado, más potente y eficaz será. La dosis es de 3 dirhems cada día con agua fría o con alguna otra bebida, según la complexión de quien lo emplee.

---

en el cuerpo causaba la melancolía En estas líneas Abulcasis sin duda se refiere a los males de la depresión.

126 Angustia y congoja se refieren aproximadamente a lo que ahora conocemos como ansiedad

127 El manuscrito de El Cairo: dorónico y, si es imposible conseguirlo, se pone en su lugar raíz de alcanfor.

128 El manuscrito de El Cairo añade: y se disuelva,

[35] Receta de un electuario estimulante del ánimo, de Al-Rāzī, que alegra el espíritu, reconforta el alma y mejora el estado anímico[129]; y es excelente para hacer bien la digestión. Asimismo, ralentiza la aparición de las canas y fortalece el estómago: Se cogen unas porciones iguales de semilla de albahaca de toronjil, cáscara de toronja, clavo, *sukk*, almáciga, azafrán, canela, nuez moscada, cardamomo, almizcle de granada, behen blanco, behen rojo, raíz de alcanfor, dorónico, semilla de albahaca de clavo y semilla de albahaca de hoja grande; y 1/10 de porción de almizcle; luego se coge 20 mirobálanos de Kabul y 30 mirobálanos émblicos. Se cuece todo en 3 libras de agua hasta que alcancen 1,5 libras, entonces se le añade 1 libra de miel y se deja en cocción hasta que el agua se evapore hasta la mitad. A continuación, se amasa **[fº457]** el medicamento con tres veces su peso de esta miel y se emplea, cuando se necesite, en la cantidad igual a un azufaifo. Ciertamente es un remedio beneficioso para lo que hemos mencionado[130].

[36] Receta de un electuario que está comprobado y es beneficioso para las palpitaciones cardíacas, la debilidad del corazón, la inquietud continua y el miedo constante. Sus ingredientes: Se coge cardamomo grande, cardamomo pequeño y canela de China, de cada cosa, 4 dirhems; pimienta picante y jengibre, de cada cosa, 8 dirhems; liquen florido, canela, perlas

129 Literalmente, mejora el color. Entiendo que se refiere al estado de ánimo, el humor y las emociones. Es una forma indirecta de referirse al temperamento vital, el humor o la apariencia general de vitalidad de la persona. De hecho, en algunos dialectos de Oriente Medio, como el sirio, para preguntar cómo está alguien, se utiliza el término "color".

130 El manuscrito de El Cairo omite la última frase, y añade: si Dios quiere.

sin taladrar, almizcle, coral, raíz de alcanfor y dorónico, de cada cosa, 1 dirhem; madera de áloe pura, ámbar, electuario de triaca y *sukk*, de cada cosa, 2 dirhems; clavo y azafrán, de cada cosa, 10 dirhems; y 5 dirhems de macis. Se tritura todo, se machaca muy bien, se amasa con miel desespumada y se emplea cuando se necesite. La dosis es la equivalente de 1 garbanzo a 1 dirhem, que ha de tomarse con agua de raíces de hinojo y apio[131].

[37] Receta de un remedio de almizcle que es beneficioso para las palpitaciones cardíacas, los pensamientos obsesivos y las enfermedades de la bilis negra. Sus ingredientes: Se coge raíz de alcanfor, dorónico, perlas sin taladrar, ámbar amarillo y coral, de cada cosa, 1 dirhem; seda cruda, behen blanco, behen rojo, nardo de aroma, espicanardo, cardamomo y clavo, de cada cosa, 2 dāniqs; y 1 dāniq de almizcle. Se tritura todo, se machaca, se amasa con miel líquida y se aparta en un recipiente liso. La dosis es la cantidad igual a 1 garbanzo con jarabe[132].

[38] Receta de un electuario de caña beneficioso para las palpitaciones cardíacas, la epilepsia, las fiebres crónicas o prolongadas, los dolores de estómago, las malas digestiones, la dificultad para respirar, el hipo persistente, las hemorragias, el dolor del bazo, el menstruo, los venenos y las picaduras de los insectos. Sus ingredientes: Se coge castóreo, arrope de regaliz, cinamomo casia, costus amargo, pimienta negra, pimienta picante, estoraque, opio, azafrán y nardo de aroma, de cada cosa, 3 dirhems; 1 dirhem de opopanax; 2 dāniqs de almizcle;

131 El manuscrito de El Cairo añade: si Dios quiere.

132 El manuscrito de El Cairo: clavo de albahaca, si Dios quiere.

raíz de alcanfor, dorónico y perlas sin taladrar, de cada cosa, ½ dirhem; y el peso de 8 dirhems de mirra. Se mezclan los medicamentos, machacados y tamizados, se amasa todo con miel desespumada y se emplea cuando se necesite. La dosis es la cantidad equivalente a 1 garbanzo.

[39] Receta de un electuario, "la dorada", que es una triaca beneficiosa para todos los males del corazón, la dificultad para respirar, la inquietud constante, el miedo continuo, la tristeza y la aflicción sin causa conocida, si Dios el Altísimo quiere. Y, si se inhala por la nariz, el remedio es también beneficioso para la hemiplejia, la parálisis facial y la epilepsia. Se coge opio y euforbio, de cada cosa, 20 dirhems —en otra copia, 10 dirhems —[133]; pimienta, comino negro, semilla de beleño, coral y perlas sin taladrar, de cada cosa, 4,5 dirhems; pimienta blanca, pimienta picante, pelitre, clavo, semilla de mandrágora, espicanardo, brionia blanca, vid negra, de cada cosa, 4 dirhems; oro y plata, de cada cosa, 4,5 dāniqs; opopanax, sagapeno y costus, de cada cosa, 2 dirhems; raíz de alcanfor y dorónico, de cada cosa, 2 dirhems y 4,5 dāniqs; alcanfor, azafrán y castóreo, de cada cosa, 3 dirhems; nardo de aroma y semilla de alharma, de cada cosa, 8 dirhems; nuez moscada y canela de China, de cada cosa, 7 dirhems; 1 dirhem de cuerno de ciervo; y 6 dirhems y 4 dāniqs de azufre griego[134], que es el chipriota rojo. Se trituran los medicamentos secos y se tamizan; luego se disuelven las gomas con jarabe de albahaca añejo y se deja enfriar

133 El manuscrito de El Cairo omite el inciso.

134 El azufre real que los griegos extraían y usaban era amarillo, pero el simbolismo posterior, influenciado por ideas helenísticas y alquímicas, introdujo la idea de un "azufre rojo" mítico.

el oro y la plata hasta estar como la harina; a continuación, se machaca, se mezcla con los medicamentos y con las gomas, y se mezcla todo muy bien; posteriormente se amasa el preparado con miel desespumada, frotando enérgicamente, y se aparta en un recipiente de arcilla verde o de cristal. Transcurridos seis meses, toma cuando lo necesites la cantidad equivalente a un haba junto con jarabe mixto. Para la epilepsia y los hemipléjicos, también se puede inhalar, tomando la cantidad igual a un grano de arveja del remedio con leche de mujer, agua de mejorana o agua de cáñamo.

[40] Receta de un remedio estimulante del ánimo y reconfortante del alma, de Al-Šūšī[135], que es beneficioso para la enfermedad caliente y fría del corazón[136], y es excelente: Se coge cardamomo, canela de clavo, galanga, jengibre, nuez moscada y cardamomo pequeño, de cada cosa, 5 dirhems[137]; azafrán y tabashir, de cada cosa, 2 dirhems; 8 dirhems de semilla de albahaca de clavo; y 2 onzas de rosa. Se tritura todo, se tamiza, se le añade la misma cantidad de azúcar y se mezcla la mitad con ½ onza de moringa de aroma; a continuación, se machaca con ½ dirhem de almizcle y se amasa con miel desespumada, y la otra mitad, con ½ onza de aceite de rosa y ½ dirhem de alcanfor. Se amasa todo con jarabe de violeta o jarabe **[fº458]** de julepe y se lleva a cocción para que el electuario no se disuelva. Se tomará 2 dirhems del remedio, cuando se necesite.

[41] Receta de otro electuario también de Al-Šūšī, que compuso para un hombre, y refirió que preservaba la salud, fortale-

135 Véase: Introducción y nota 36.
136 Aquí comienza el folio 178rº del manuscrito de El Cairo.
137 En el manuscrito de El Cairo: 4 dirhems.

cía los órganos principales, retrasaba la aparición de las canas, aumentaba el calor innato y eliminaba la amnesia; asimismo, hacía desaparecer las palpitaciones cardíacas, fortalecía el corazón, mejoraba la digestión, era beneficiosa para todas las enfermedades de la atrabilis y la flema, y equilibraba la constitución física y el temperamento del cuerpo. Sus ingredientes: Se coge mirobálano de Kabul, mirobálano índico, mirobálano émblico y bedelio, de cada cosa, 1 onza; canela, hojas de rosa, azúcar y sándalo, de cada cosa, ½ onza; canela de China, clavo, espiga, nuez moscada, cardamomo, macis, madera de áloe, raíz de alcanfor, behen[138] y dorónico, de cada cosa, 2 dirhems; esencia de kohl[139], mirra, tabashir, semilla de regaliz, semilla dc vcrdolaga, pulpa de simiente de calabaza y semilla de fumaria, de cada cosa, 2 dirhems; almáciga, ámbar amarillo, olíbano, goma arábiga, tragacanto, pulpa de cinamomo casia, maná de Persia, pulpa de anacardos, ruibarbo chino y acíbar, de cada cosa, 4 dirhems; y citronela, albahaca de clavo, albahaca karmaní y ajedrea, que es la hierba que crece en las olivas, de cada cosa, 3 dirhems. Se tritura todo, se tamiza, se mezcla con aceite de rosa fragante y se amasa con cinco veces su cantidad de miel; luego se mezcla con almizcle y se toma en ayunas cada día una cucharadita del tamaño de una avellana. Se trata de un remedio beneficioso para lo que hemos descrito.

[42] Receta de un electuario de granos de mostaza, que es beneficioso para las manías, la inquietud, el miedo, los pensa-

138 En el manuscrito de El Cairo: los dos behens (blanco y rojo).

139 Polvo oftálmico, tradicionalmente hecho a base de sulfuro de antimonio, y que se utilizaba tanto con fines cosméticos como medicinales. Véase también nota 83.

mientos obsesivos, los gases y cualquier enfermedad causada por la bilis negra y la flema. Sus ingredientes: Simiente de mostaza blanca, simiente de mostaza roja, pimienta picante, cinamomo casia, canela, clavo en polvo y nuez moscada, de cada cosa, 1 onza; galanga, jengibre, orozuz, castóreo, mirobálano belérico, mirobálano émblico, mirobálano índico, mirobálano amarillo, mirobálano negro, *sukk*, sandáraca[140], sal gema, adormidera negra, adormidera blanca y azafrán, de cada cosa, ¼ de onza; y ½ onza de pimienta de la India. Se tritura todo, se tamiza, se amasa con miel desespumada y se toma cada día. Ciertamente es un remedio beneficioso[141].

[43] Receta de un electuario de Galeno, tomada del *Kitāb naṣā'iḥ al-ruhbān*[142]. Refirió que la había compuesto para un joven hijo de los reyes, el cual era de complexión altamente delicada, sufría de debilidad de espíritu, tenía un corazón delicado y padecía inquietud, angustia vital, aflicción y confusión. Además, el aire ambiental estaba corrompido, viciado e insoportable; y el lugar donde creció estaba dominado por el calor y la humedad. Él usó este medicamento y se curó de su enfermedad rápidamente: Se coge semilla de albahaca de clavo, albahaca de toronjil, borraja —especialmente, sus hojas —, menta seca, piedra lapislázuli quemada y lavada, ámbar amarillo quemado y lavado, coral lavado, piedra armenia y seda quemada, de cada cosa, 10 dirhems; almáciga, nardo índico, mirobálano, epítimo, canela de China, olíbano macho, raíz de

140 La sandáraca es una resina amarillenta que se obtiene del enebro, del araar y de otras cupresáceas.

141 El manuscrito de El Cairo omite la última frase, y añade: si Dios quiere.

142 Libro de los consejos de los monjes. Véase: Introducción y nota 38.

alcanfor, dorónico, behen blanco, behen rojo, espicanardo, cardamomo, clavo de Manfalūṭ[143], liquen florido, castóreo, orozuz pelado, azafrán , semilla de lechuga[144], brionia negra, mandrágora, madera de áloe de alta calidad, peonía, ruibarbo chino, semilla de alharma, nuez moscada, retama espinosa, pinza de langosta, erica[145] y semilla de cilantro seco[146], de cada cosa, 5 dirhems; ½ dirhem de limaduras de oro[147]; 1 dirhem de alcanfor; rosa y tabashir, de cada cosa, 6 dirhems; y 1 metical de almizcle. Se tritura todo, se tamiza y se mezcla con ¼ de onza de aceite de bálsamo de Judea; a continuación, se le añade su misma cantidad de azúcar machacado y tamizado, se amasa con jugo de membrillo y se aparta. Se ha de tomar la cantidad equivalente a una avellana todos los días durante un mes completo, sin interrupción. Ciertamente es un remedio asombroso y beneficioso[148].

[44] Receta de un jarabe preparado por Galeno para Demócrita, una mujer virtuosa que ayunaba mucho. Refirió que sufría de palpitaciones cardíacas, turbación, obsesión, confusión y preocupación; que tenía una mente delicada, sensible y voluble, con altibajos; y que muchas veces se desviaba de su sano juicio. Tenía 40 años y era poco corpulenta y de tez pálida. Sus ingredientes: Se coge borraja seca, menta seca, hojas

143 Clavo cultivado en Manfalūṭ, Egipto, de propiedades antioxidantes y antimicrobianas; se usa también para aliviar la tos y la artritis.

144 El manuscrito de El Cairo añade: semilla de beleño.

145 El manuscrito de El Cairo: cañafístula, en lugar de erica.

146 El manuscrito de El Cairo añade: aristoloquia

147 El manuscrito de El Cairo: 4 dirhems de limaduras de plata; y ½ dírhem de limaduras de oro.

148 El manuscrito de El Cairo omite la última frase, y añade: si Dios quiere.

de rosa, hojas de albahaca de toronjil, culantrillo y albahaca de clavo, de cada cosa, 1 manojo; 3 granos de membrillo cortado; 3 granos de manzana cortada; 8 dirhems de mandrágora junto con ámbar amarillo machacado; seda cruda cortada, lapislázuli machacada y lavada, nuez moscada, raíz de alcanfor, dorónico, behen rojo, behen blanco, sándalo rojo, sándalo blanco[149], lirio barbado, coral, tabashir, berberís, madera de áloe de alta calidad, almáciga y olíbano macho, de cada cosa, 1 metical. Se tritura todo y se cuece en 18 libras de agua **[fº459]** de manantial hasta que se consuman 2/3; entonces, se macera y se cuela; a continuación, se junta el agua con 10 libras de ungüento aromático y 10 libras de miel desespumada, se cuece todo hasta tener la consistencia de los jarabes y se deja enfriar. Se mezcla con 1 dāniq de almizcle en polvo y se toma durante cuatro semanas. Ciertamente es un remedio asombroso y maravilloso.[150]

[45] Receta de una pomada de Galeno que, untada sobre el estómago, es beneficiosa para las palpitaciones cardíacas. Sus ingredientes: Olíbano, madera de áloe, rosa, clavo, tabashir, sándalo rojo, ámbar amarillo quemado y sandáraca, de cada cosa, 1 dirhem; y ½ dirhem de alumbre yemení. Se tritura todo, se tamiza, se amasa con agua de rosa o agua de manzana y se aplica sobre el corazón y el estómago. Es definitivo y muy eficaz.

[46] Receta de unos polvos que compuso Yaḥyà Ibn Māsawayh para las palpitaciones cardíacas severas e intensas. Sus ingredientes: Se coge 10 meticales de sámara[151]; 3 meticales de

149 El manuscrito de El Cairo omite: sándalo rojo, sándalo blanco.

150 El manuscrito de El Cairo omite la última frase,

151 Es el fruto del fresno.

alumbre yemení frito suavemente sobre adobe; ámbar amarillo, coral, perlas y piedra armenia, de cada cosa, 2.5 meticales; tabashir, hojas de rosa roja y *sukk*, de cada cosa, 2 meticales; y 5 meticales de madera de áloe de buena calidad. Se tritura todo y se tamiza con un trozo de seda. La dosis es de 1 metical con vino[152] de albahaca y ojimiel azucarado, añadiendo en la comida *ṭabāhīŷ*[153] de carne de carnero, y tomando en la bebida jugo de membrillo junto con el vino de albahaca.

[47] Receta de otros polvos para las palpitaciones cardíacas debidas a la calentura: Se coge borraja y semilla de verdolaga, de cada cosa, 7 dirhems; almizcle y ámbar amarillo, de cada cosa, el peso de 2 dirhems; perlas, alumbre frito y juncia, de cada cosa, 1 dirhem; y albahaca de clavo, los dos sándalos (blanco y rojo), almizcle mezclado, bolo arménico y seda cruda sin elaborar, de cada cosa, 2 dirhems. Se machaca todo muy bien, se mezcla con la misma cantidad de azúcar pilón y se coloca en un recipiente de cristal. Se ha de tomar 2 dirhems de este remedio en polvo con agua de granada ácida, ojimiel o arrope de agraz[154].

[48] Entre las cosas beneficiosas para las palpitaciones cardíacas, se encuentra la mejorana que, si se tritura, se exprime

---

152 Aquí comienza el folio 178vº del manuscrito de El Cairo.

153 No se ha encontrado una traducción directa del término, pero su significado probable es preparaciones cocidas, guisos, estofados o compuestos medicinales cocidos. La terminación –īŷ puede indicar un plural, lo que refuerza la idea de "preparaciones". La presencia de este término en recetarios o tratados de medicina árabe medieval sugiere un tipo de fármaco elaborado con una base de cocción. En el texto parece indicar un plato cocinado, guiso o estofado que, entre otros ingredientes, contiene carne de carnero.

154 El manuscrito de El Cairo añade: si Dios quiere.

su agua y se bebe junto con algún remedio de almizcle descrito antes, su efecto es evidente. Lo mismo sucede, si se coge clavo, se tritura y se le administra al enfermo 4 dāniqs. También, si se coge borraja, se macera en una bebida y se da de beber al enfermo.

[49] Receta de una infusión de fácil preparación, que es beneficiosa para las palpitaciones cardíacas y el tumor de cabeza y de estómago: Se coge el peso de 2 meticales de juncia de papiro, triturada y macerada en ½ libra de agua de menta, y se le añade alumbre yemení. Si no hay menta, se pone en su lugar tomillo silvestre.

[50] Receta de unas pastillas que son beneficiosas para las palpitaciones cardíacas y los pensamientos obsesivos. Además, es un remedio que elimina la flema existente sin causa conocida. Es excelente[155]: Se coge hojas de rosa y tabashir, de cada cosa, 1 porción; semilla de verdolaga, semilla de cohombro, semilla de pepino, bolo arménico, almáciga, lirio barbado y *sukk*, de cada cosa, ½ porción; y ¼ de porción de alcanfor de buena calidad. Se tritura todo, se tamiza y se amasa con mucílago de zaragatona obtenido en agua de cuscuta o en agua de albahaca de toronjil. Se mezcla todo muy bien y con eso se elaboran en la sombra unas tabletas de 1 dirhem a 1,5 meticales de peso cada una. Se ha de tomar una pastilla con agua de jugo de peras o con agua de jugo de dos manzanas. Ciertamente son beneficiosas para el esputo de sangre[156].

155 El manuscrito de El Cairo omite la última frase.

156 El manuscrito de El Cairo: Ciertamente este remedio es también beneficioso para el esputo de sangre.

[51] Receta de unos supositorios para las palpitaciones cardíacas y las enfermedades del corazón, así como también para los desvanecimientos y los desmayos. Sus ingredientes: Se coge mirobálano de Kabul y cuscuta, de cada cosa, 1 porción; borraja, semilla de hinojo, semilla de albahaca de toronjil, semilla de albahaca de clavo y semilla de verdolaga, de cada cosa, ½ porción; y clavo, cardamomo pequeño, madera de áloe, almizcle fino, coral, ámbar amarillo y perlas, de cada cosa, ¼ de porción. Se tritura todo, se tamiza, se amasa con aceite de falso bedelio de buena calidad y se mezcla con la misma cantidad de azúcar pilón. La dosis es de 6 dirhems con agua fría que hay que tomarla entera. Y si quieres un electuario, se coge el mismo peso de todo el remedio de pasas deshuesadas, machacadas como el cerebro, se mezcla muy bien con el medicamento en un mortero hasta estar totalmente homogéneo, y con eso se elaboran unos supositorios, de 7 dirhems cada uno, que se han de tomar con agua en la que se hayan cocido almáciga, juncia, hinojo y espiga[157].

[52] Remedio de un vendaje frío[158] para quien está afectado por palpitaciones cardíacas y fiebre muy alta: Se coge corteza de calabaza, corteza de cohombro, sándalo rojo, sándalo blanco, harina de cebada, ceniza de los herreros[159] y malvavisco, de cada cosa, 1 porción igual. Se junta todo con vinagre, agua de rosa y agua de verdolaga, y se aplica como un apósito. A continuación, se coge un poco de los dos sándalos rallados

157 El manuscrito de El Cairo añade: si Dios quiere.

158 El manuscrito de El Cairo omite: un vendaje frío

159 El término se refiere a los residuos, la escoria o las cenizas que quedan como subproducto de la fundición o el trabajo del hierro en una herrería.

sobre una losa[160], se añade un poco de rosa y mucílago de zaragatona, y se aplica **[fº460]** sobre el estómago y el corazón. Ciertamente es un remedio excelente[161].

[53] Receta de unos polvos que son beneficiosos para las palpitaciones cardíacas y las enfermedades del corazón y el estómago; así como también para la cabeza, que adolece de inflamación en exceso, la bilis negra y los vapores imposibles de curar: Se coge mirobálano de Kabul, mirobálano índico y turbit blanco, de cada cosa, 10 dirhems triturados; ámbar amarillo, coral, semilla de albahaca de clavo y semilla de albahaca de toronjil, de cada cosa, 3 dirhems; y 4 dirhems de tomillo silvestre. Se tritura y se tamiza todo; luego se mezclan el mirobálano y el turbit con aceite de almendra dulce y se le añade su mismo peso de mirra y la mitad de su peso de azúcar de roca[162]. La dosis es de 4 meticales con agua fría, que se tomarán ininterrumpidamente hasta surtir efecto.

[54] Receta de unos polvos beneficiosos para las palpitaciones cardíacas, los temblores y las convulsiones: Se coge el peso de 20 dirhems de mirobálano de Kabul; 5 dirhems de almáciga; 2,5 dirhems de escamonea; y 20 dirhems de azúcar pilón. Se tritura y se tamiza todo. La dosis es de 5 dirhems, que se han de tomar con agua fría durante dos días consecutivos.

---

160 El manuscrito de El Cairo añade: sobre piedra.

161 El manuscrito de El Cairo omite la última frase.

162 El azúcar de roca, también conocido como azúcar cande o azúcar cristal, es un tipo de edulcorante que se presenta en forma de cristales de sacarosa grandes, duros e irregulares. Se produce mediante un proceso de cristalización lenta de una solución sobresaturada de agua y azúcar.

La comida será a base de verdura blanca o caldo blanco con vinagre y azúcar[163].

[55] Receta de un electuario beneficioso para la atrabilis y para quienes por ella han llegado incluso a quemar la ropa. Hace desaparecer todos los síntomas. Yo lo he probado: Se coge 4 dirhems de mirobálano de Kabul; mirobálano belérico y mirobálano émblico, de cada cosa, 2 dirhems; polipodio, sen de La Meca, centaurea y epítimo, de cada cosa, 2 dirhems; y cantueso, piedra lapislázuli, clavo, espicanardo, agárico, anís y almáciga, de cada cosa, 1 dirhem. Se machaca todo, se tamiza y se amasa con miel de abejas. La dosis es de 2 dirhems. Está comprobado[164].

[56] Receta de un cocido para las palpitaciones cardíacas, los pensamientos obsesivos, los sueños confusos y el mal de la melancolía. Sus ingredientes: Se coge 8 dirhems de mirobálano índico; agárico cortado, polipodio, mirobálano belérico, hojas de violeta, hojas de rosa roja y tomillo, de cada cosa, 2 dirhems; hierba de borraja y fagonia, de cada cosa, 3 dirhems; 10 dirhems de fumaria; y 7 dirhems de pulpa de cañafístula. Se junta todo y se cuece en 4 libras de agua hasta que se reduzca a 1 libra[165]; se cuela y se toma por la mañana [estando el paciente] bajo régimen dos tercios del remedio, junto con un dirhem de epítimo y 3 algarrobas[166] de escamonea. Si así hace efecto, con eso basta; y si no, se bebe el resto con ½ dāniq de escamo-

163 El manuscrito de El Cairo añade: si Dios quiere.

164 El manuscrito de El Cairo añade: si Dios quiere.

165 El manuscrito de El Cairo añade: se macera.

166 El peso de 1 algarroba (semilla de algarroba) equivale a 0,20g (véase: índice de pesos y medidas).

nea, 1 dirhem de *hiera picra* y 1 onza de azúcar. Ciertamente es beneficioso, si Dios el Altísimo quiere[167].

[57] Receta de un electuario para la atrabilis cáustica y para la consternación, la inquietud y el miedo: Se coge 20 dirhems de mirobálano negro; 5 dirhems de mirra blanca[168]; 15 dirhems de opio; 10 dirhems de cantueso; 5 dirhems de agárico; 5 dirhems de eléboro negro; 2 dirhems de clavo; albahaca citronela, albahaca de clavo y cáscaras de toronja, de cada cosa, 3 dirhems; 5 dirhems de borraja; y nuez moscada y *sukk*, de cada cosa, 1 dirhem. Se mezcla todo con aceite de sésamo, se amasa con miel desespumada y se emplea.

[58] Receta de un excelente remedio de almizcle del *Kitāb aqrabāḏīn*[169], que es eficaz para los desvanecimientos, los desmayos, las palpitaciones cardíacas, la desolación y la melancolía; y tiene muchos beneficios. Sus ingredientes: Se coge[170] almáciga, canela de China, clavo, nardo de aroma, *sukk*, nuez moscada, cardamomo, cardamomo pequeño, juncia, junco oloroso, madera de áloe cruda, cáscaras de toronja, semilla de albahaca citronela, semilla de albahaca de clavo, mejorana seca, tomillo silvestre, jengibre y pimienta picante, de cada cosa, 10 dirhems; perlas[171], coral, ámbar amarillo, seda pura[172], behen

---

167 El manuscrito de El Cairo: si Dios quiere, omitiendo: el Altísimo.

168 El manuscrito de El Cairo: mirra roja y blanca.

169 *Kitāb aqrabāḏīn*, en el texto. Se refiere al *Kitāb al-aqrabāḏīn* (Libro de los medicamentos compuestos o Libro de los compuestos), de Al-Rāzī. Véase: Introducción y nota 40.

170 Aquí comienza el folio 179rº del manuscrito de El Cairo.

171 En el manuscrito de El Cairo: lirio barbado, "perla del kohl", *Iris germanica* (*lu'lu' al-kuḥl*).

172 El manuscrito de El Cairo omite: seda pura.

rojo, behen blanco y espicanardo, de cada cosa, 10 dirhems; y 2 dāniqs de almizcle puro. Se mezcla todo, después de triturarlo y tamizarlo, y se amasa con miel de mirobálano de Kabul.

[59] Receta de un remedio del *Kitāb naṣā'iḥ al-ruhbān*, que compuso Galeno para un niño pequeño afectado por torcimiento, deformación y contracciones en el rostro, causados por la pérdida de la fuerza motriz de los músculos que salen de los ventrículos del cerebro. Sus ingredientes: Se coge menta, rosa, pimienta picante china, almáciga, ammi, nardo salvaje, pinillo oloroso, que es el agárico[173], dorónico, raíz de alcanfor y clavo, de cada cosa, 1 metical; sándalo y madera de áloe, de cada cosa, 1 dirhem; y ½ dirhem de almizcle. Se tritura todo, se tamiza y se mezcla con aceite de bálsamo de Judea; a continuación, se amasa con miel desespumada y se toma cada mañana de ¼ de dirhem a ½ dirhem. Es muy bueno y beneficioso[174].

[60] Receta de un electuario, que es beneficioso para los gases abundantes atrapados en el útero y protege a los fetos en el vientre materno, apartando la putrefacción y la corrupción. También fortalece el corazón y estimula el estado del alma. Está comprobado: Se coge raíz de alcanfor y dorónico, de cada cosa, 2 dirhems; perlas sin perforar, coral, ámbar amarillo y seda cruda sin elaborar, de cada cosa, 1 dirhem; 1,5 dirhems de castóreo; y liquen florido, espiga, cardamomo **[fº461]**, clavo

173 En árabe, *maw*. Este término es ambiguo. Comúnmente se asocia con el lirio (*Iris* spp.) o, en otras tradiciones, con el lentisco (*Pistacia lentiscus*). La identificación del autor con el agárico (un hongo purgante) o el pinillo oloroso (*Teucrium chamaedrys*, una hierba aromática) parece ser un error específico del manuscrito o de su tradición de fuentes, ya que botánica y farmacológicamente son sustancias distintas.

174 El manuscrito de El Cairo añade: si Dios quiere.

y azafrán, de cada cosa, el peso de 2 dirhems. Se tritura todo, se tamiza, se amasa con miel desespumada y se toma 1 metical del preparado junto con jarabe mixto. O bien, se trituran y mezclan todos los ingredientes, y luego se combinan con azúcar. Se toma una dosis de 2 dirhems[175].

[61] Receta de un remedio de Al-Rāzī, que estimula el estado de ánimo y reconforta el alma, y es beneficioso para la desolación, la melancolía y los pensamientos obsesivos. Sus ingredientes[176]: Se cogen 3 porciones de hojas de rosa roja y 1/3 de porción de juncia, clavo, almáciga, espiga, macis, cardamomo, maro blanco, madera de áloe cruda y semilla de albahaca de clavo. Aparte, se cuece el mirobálano émblico con seis veces la cantidad de agua hasta que esta se reduzca a la mitad, se espese y adquiera un color rojo. A continuación, se cuela, se le añade la misma cantidad de miel y se pone a cocer de nuevo hasta que se evapore. Con esta mezcla, se amasan los remedios una vez tamizados. Cada día se toma la misma dosis. Ciertamente este remedio quita la desolación, la melancolía y los pensamientos obsesivos, y calma la mente. También es posible echarle al preparado, por cada onza de los medicamentos, 1 dāniq de almizcle, y entonces el remedio es más potente.

[62] Otro (remedio) para estimular el estado de ánimo y reconfortar el alma, que es beneficioso para la desolación, la melancolía, los pensamientos obsesivos, la inquietud y el miedo. Sus ingredientes: Se coge alharma, semilla de albahaca de clavo, maro blanco, epítimo y cantueso, de cada cosa, 1 puñado.

175 El manuscrito de El Cairo añade: si Dios quiere.

176 El manuscrito de El Cairo omite: Sus ingredientes.

Se cuece con el triple de agua, tras macerarlo durante tres días, y se deja hervir suavemente dos o tres veces; a continuación, se escurre, se coge el mismo peso de todo el remedio de raíz de orris[177], se tritura con un poco de vinagre hasta formar una pasta, se pone esta mezcla en una cacerola y se cuece a fuego lento hasta estar espesa. Entonces, se le añade, por cada libra del conjunto, 3 dirhems de clavo, albahaca citronela, almáciga, calamita, azafrán y semilla de toronja seca; se bate hasta estar a punto, se aparta y se toma. Se dice que este medicamento fortalece mucho; y es más beneficioso, si se cuece con pámpanos de la vid y se le añade semilla de *aqḥawān*[178] y 3 dirhems de brionia blanca y de vid negra, que es la brionia negra, que en persa se llama *hizār ŷašān* y *sindār*.[179]

Ha terminado el tratado IX, gracias a Dios el Altísimo y Su ayuda. Le sigue al comienzo del tratado X la copia de los remedios herbales compuestos[180]. Alabado sea Dios solamen-

177 En árabe, *qisīs*. En el texto parece leerse este término, que designa la raíz de orris, conocida igualmente con el nombre de raíz de lirio, y se refiere a las raíces secas y pulverizadas de lirios específicos (*Iris germanica, Iris florentina* e *Iris pallida*). También puede escribirse *qiṣīṣ*.

178 El término árabe *aqḥawān* puede referirse a varias plantas de la familia de las margaritas, incluyendo la margarita, el crisantemo y la manzanilla. Dado el propósito de la receta (aliviar la melancolía y la desolación), he optado por mantener el término original para reflejar la ambigüedad del texto. Sin embargo, las propiedades calmantes de la manzanilla (cuya denominación específica en árabe es *bābūnaŷ*) hacen que sea muy probable que se refiera a ella. El crisantemo también tiene propiedades que podrían justificar su uso en este contexto

179 El manuscrito de El Cairo omite el siguiente párrafo al completo, desde "y se toma" hasta "*sindār*". Y añade: y se emplea cuando se necesite, si Dios quiere.

180 En árabe, *iṭrīfalāt*, remedios herbales compuestos, generalmente a base de mirobálano.

te. Dios bendiga a nuestro señor Muḥammad, Su profeta, y a su familia y compañeros, y les conceda una paz abundante y duradera hasta el Día del Juicio[181].

181 En el manuscrito de El Cairo el último párrafo varía ligeramente, aunque su contenido es similar. Dice: Se terminó el tratado IX, gracias a Dios y a Su ayuda. Dios bendiga a Muḥammad y a su familia.

ÍNDICES Y GLOSARIOS

Índice árabe-español de pesos y medidas

أواقٍ ، أواقيّ / أوقيّة : onza/-s

أجزاء / جزء : porción/-es

حبّات / حبّة : grano/-s

خراريب / خرّوب : algarroba/-s

دوانيق / دانق : *dāniq*/-s

دراهم / درهم : *dirhem*/-s

أرطال / رطل : libra/-s, arrelde/-s

قراريط / قرّاط ، قيراط : quilate/-s

مثاقيل / مثقال : metical/-es

Algarroba= 0,20 g

Dāniq = 1/6 de dirhem

Dirhem = 3,12 g

Grano = 0,065 g

Libra = 449,28 g

Metical = 4,86 g

Onza = 37 g

Quilate = 200 mg

Glosario árabe-español de plantas medicinales y otros términos de interés

إبريسم : seda pura

إبريسم خام : seda cruda, sin elaborar

إبريسم نيّ : seda cruda, sin elaborar

أبهل : sabina

أترنج ، أترج : toronja, cidra

أجنّة : fetos, embriones

آحتباس : obstrucción, retención

آحتراق : inflamación, quemazón

أختاء : estiércol

إذخر : junco oloroso

أذن : oído

أرتعاش : temblores

أرحام : entrañas, vísceras

آس : mirto, arrayán

أسارون : ásaro

آسترخاء : laxitud, aflojamiento

آستسقاط : abatimiento

أسطوخودوس : cantueso, lavanda mariposa, *Lavandula stoechas*

إسفانخ : espinacas

إسفيذباج : verdura blanca o caldo blanco

أسفيوس : *psyllium*, llantén indio

إسقاط : aborto

أسهل : hacer efecto, laxar, purgar

أشنة : liquen florido

أشنان : álcali, plantas alcalinas, *Anabasis*

أصول / أصل : raíz/-ces

إطريفلات : remedios herbales compuestos

أظفار الطيب : uñas aromáticas, *Unguis odoratus*

أفاوية : especias

أفتيمون : epítimo

أفتيمون أقربطيّ : epítimo copto o egipcio

أفسنتين : absintio, ajenjo

فلجة ، فلنجة ، أفلنجة : helecho, cuscuta, pie de cuervo

أفيون : opio

أقاقيا : acacia

أقحوان : margarita, crisantemo, manzanilla

أقرباذين : medicamentos compuestos

إكليل الملك : meliloto

آلام / ألم : dolor/-es

آمتصّ : chupar, lamer

أملج : mirobálano émblico

أملج هنديّ : mirobálano índico, amla, grosella espinosa india

أميرباريس : agracejo, bérbero

أنتفع : ser beneficioso, beneficiar

أنجدان : asafétida

أنيسون : anís

إيارج فيقرا : *hiera picra*

إيرسا : iris azul, lirio azul

أيّل : ciervo

بادرنجويه : albahaca citronela

باذروج ، بادروج : albahaca de hoja grande, albahaca genovesa

باذاورد : cártamo silvestre, cártamo salvaje

بواسير / باسور : almorrana/-s, hemorroides

باقلّا ، باقلّى : haba

بان : moringa, ben

بدن : cuerpo

برد : frío

بريحان : albahaca

بسباسة ، بسباس : macis

بسبايج : polipodio, helecho polipodio

برئ : sanar, curarse

برباريس : berberís

برشاوشان : culantrillo

بزر : semilla

بزرقطوناء : zaragatona

بسبايج : polipodio

بسد : coral

بطّيخ : melón

بقلة حمقاء : verdolaga

بقر : vaca

بلسان : bálsamo de Judea, bálsamo de Galaad, bálsamo de La Meca

بلغم : flema, pituita

بليلج : baheda, belérico, mirobálano belérico

بنج : beleño

بنادق / بندق : avellana/-s, supositorio/-s

بندق هنديّ : avellana de la India, nuez de areca

بنفسج : violeta

بهمن : behen, behman

بواسير : almorranas

بورق : bórax

بيروح : mandrágora

تراب : tierra, polvo

تربد : turbit

ترنجان : citronela

ترنجبين : maná de Persia, miel de rocío

تشنّج : contracciones, espasmos

تغيّرالعقل : alteración de la mente, alteración del juicio

تفّاح : manzana

تفزّع : consternación, inquietud, miedo

تلهّب : inflamación, ardor

توحّش : desolación, melancolía

ثعلب : zorro

جاوشير : opopanax

جرادة : corteza

جرد : pelar, descortezar

جرجير : eruca, rúcula, arúgula

جسم : cuerpo

جعدة : zamarrilla, tomillo blanco, tomillo macho

جلّاب : julepe

جلّوزة : avellana

جندبادستر : castóreo

جنطيانا : genciana

جنون : obsesión, manía

جنين / أجنّة : feto/s, embrión/-es

جوز : nuez

جوز البلاذر : anacardos

جوزبوّا : nuez moscada

جوف : vientre, interior

حاشا : tomillo

حبّ ، حبّة : grano, simiente, semilla; pastilla

حبّة سوداء : nigella, comino negro, grano negro

حبق : albahaca

حبق ترنجانيّ : albahaca de toronjil

حبق قرنفليّ : albahaca de clavo

حجارة أرمنيّة ، حجر أرمنيّ : piedra armenia

حديث النفس : pensamientos obsesivos

حرّ : caliente, calor

حرارة : calentura, fiebre, calor

حرف : berro, mastuerzo

حرمل : alharma, harmal, ruda siria

حرير : seda

حرير خام : seda cruda

حزن : tristeza

حشيشة : hierba

حصرم : agraz

حفظ : memoria

حلتيت : asafétida

حلفاء : papiro, juncia de papiro, hierba del Nilo

حلق : garganta

حلم / أحلام : sueño/-s

حمّص : garbanzos

حماما : buglosa, lengua de buey

حمّى / حمّيات : fiebre/-s

حنطة : trigo

حنظل : coloquíntida, alhandal

خرء : excremento, heces

خربق : eléboro

خردل : grano de mostaza, mostaza

خسّ : lechuga

خشخاش : adormidera

خطميّ : malvavisco

خفقان : palpitaciones cardiacas

خلّ : vinagre

خلط : mezclar

أخلاط / خلط : humor/-es, ingrediente/-s, componente/-s

خلنجة : erica

خميرة : levadura, masa

خنق : asfixia, ahogo, sofoco

خوف : temor, miedo

خولنجان : galanga

خيار : pepino

خيارشنبر : cañafístula, Cassia fistula

أدواء / داء : enfermedad/-es

دارشيشعان : retama espinosa

دارصينيّ : canela de China

دارفلفل : pimienta picante

درونج : dorónico, árnica

دقّ : triturar

دقاق : polvo

دقيق : harina

دم : sangre

دماغ : cerebro

أدهان / دهن : aceite/-s, ungüento/-s

أدوية / دواء : remedio/-s, medicamento/-s

دوار : vértigo, mareo, vahído

دوقوا : zanahoria salvaje, carrota

ذبول : debilidad, decaimiento, enflaquecimiento

ذريرة : falso ácoro

ذهب : oro

ذهن : mente, intelecto

رازيانج : hinojo

راسن : helenio

رامك : almizcle mezclado

راوند : ruibarbo

رأس : cabeza

ربّ : arrope

رجف : temblores. Convulsiones

رجل الجراد : pinza de langosta, pie de langosta

رجلة : verdolaga

رحم : útero, matriz

رضّ : triturar

رطبة : dátil madurado

رطوبات / رطوبة : humedad/-es; humor/-es

رمّان : granada

رياح / ريح : gases, flato

ريحان : albahaca

رماد : ceniza

رماد الحدّادين : ceniza de los herreros, escoria de hierro

زاج : aceche

زاروند : aristoloquia

زبيب : pasas

زرنب : pinza de langosta, pie de langosta

زرنباد: raíz de alcanfor

زريرة : azafrán silvestre, azafrán de montaña

زعفران : azafrán

زنبق : lirio, azucena

زنجبيل : jengibre

زوفا : hisopo

ساذج : espicanardo, nardo índico

ساذج هنديّ : espicanardo, nardo índico

سحق : machacar

سدد : obstrucción

سذاب : ruda

سعلة ، سعال : tos

سعد : juncia

سعدى : juncia

سعط : aspirar por la nariz, inhalar, esnifar

سفّة : dosis, toma de medicamento

سفوف / سفّ : polvo/-s

سفرجل : membrillo

سقمونيا : escamonea

سكّ : *sukk*

سكبينج : sagapeno

ذهن : apoplejía, ataque de apoplejía

سكّر : azúcar

سكّر سليمانيّ : azúcar de roca, azúcar cande, azúcar cristal

سكّرطبرزد : azúcar pilón

سكن : calmar

سكنجبين : ojimiel

سلق : acelga

سليخة : cinamomo casia, canela bastarda, canela china

سمسم : sésamo

سنا : sen, senna

سنبل : espiga, nardo

سنبل الطيب : nardo de aroma, nardo jatamansi

سنبل هنديّ : nardo índico, valeriana jatamansi

سبيدار/ سندار : sauce blanco, salguero

سندروس : sandáraca

سوء الهضم : mala digestión, indigestión, empacho, dispepsia

سوداء : atrabilis, melancolía, humor negro

سوس : regaliz

سوسن : iris, lirio, azucena

سوسن أسمانجونيّ : iris azul

سيسنبر : tomillo silvestre

شاهترج : fumaria, palomilla, sangre de Cristo

شاهشفرم : albahaca

شبّ : alumbre, vitriolo

شبثّ : eneldo

شبرم : lechetrezna

عيون البقر: ciruelas

شحم : grasa, pulpa

أشربة / شراب : jarabe/-s, sirope/-s, bebida/-s

شراسيفيّ : epigástrico

شربة : dosis

شعرالغول : helecho culantrillo

شعير : cebada

شقيقة : jaqueca

شكا : estar aquejado de, sufrir de

شكاعا : fagonia

شنج : convulsiones

شهدانج : cáñamo

شونيز : ajenuz

شيب : canas

شيح : artemisa

شيح أرمنيّ : artemisa arménica

شيلثا : triaca, antídoto

صبر : áloe, acíbar

صبر سقطريّ : áloe socotrina

صحّة : salud

صداع : cefalea, dolor de cabeza

صرع : epilepsia

صعتر : tomillo

صفّى : colar, filtrar

صموغ / صمغ : goma/-s, resina/-s

صمغ عربيّ : goma arábiga

صندل : sándalo

ضرب : batir

ضربان : palpitaciones del corazón

ضرو : terebinto, lentisco

ضعف : debilidad

ضماد : vendaje, venda, apósito

ضمد : vendar, hacer un vendaje

طبّ : medicina, ciencia de la salud

طباشير : *tabashir*, azúcar de bambú

طبخ : cocer

أطبّاء / طبيب : médico/-s

طبيعة : naturaleza

طحال : bazo

طلاء : ungüento, untura, laca

طمث : menstruo

طين أرمنيّ : bolo arménico, lodo arménico

طين مختوم : tierra sellada, lodo sellado, bolo sellado

عاقرقرحا : pelitre, piretro

عجن : amasar

عدس : lenteja

أعراض / عرض : síntoma/-s

عرطنيثا : artanita, artanica, ciclamen

عرق/عروق السوس : orozuz

عرك : frotar, restregar

عسرالنفس : dificultad respiratoria, disnea

عسل : miel

عسل مدخّن : miel ahumada

عصير ، عصارة : jugo, zumo, extracto

عضلة : músculo

أعضاء / عضو : miembro/-s, órgano/-s del cuerpo

عطش : sed

عفن : corrompido, infecto, putrefacto, séptico

عفونة : corrupción, infección, putrefacción

عقاقير / عقّار : droga/-s, fármaco/-s, simple/-s

عقد : condensar, espesar

عقل : razón, juicio, entendimiento

علل / علّة: enfermedad/-es

علاج : tratamiento, cura

أعلّاء / عليل : enfermo/-s

عناب ، عنب : uvas

عنبر : ámbar

عود : madera de áloe, madera de agar

عيون البقر : ciruela, ojos de buey

غاريقون : agárico

غالية : algalia

غريزيّ : innato

غشي : desvanecimiento

غلى : hervir

غمّ : pesar, cuita, aflicción

فاشرا : brionia blanca

فاشرشين : vid negra, brionia negra

فاغرة : raíz del nenúfar índico

فالج : hemiplejia

فاونيا : peonía

فراسيون : marrubio

فربيون : euforbio

فلنجمشك ، فرنجمشك : albahaca de clavo

فزع : inquietud, miedo, consternación

فساد : corrupción, daño

فضّة : plata

فقّاح : flor

فكر : pensamiento, preocupación, confusión

فلفل : pimienta

فلنجمشق : especie de albahaca o menta, calaminta

فم : boca

فو : nardo salvaje, valeriana

فواق : hipo

فوذنج : menta

فوذنج نهريّ : menta de río, menta acuática

فول : haba

قاقلّة : cardamomo

قاقيا : acacia

قثّاء : cohombro

قثّاء الحمار : cohombro salvaje, cohombrillo amargo

قرحة : úlcera, llaga, herida

قرطمانا : comino bastardo, alcaravea bizantina

أقراص / قرص : pastilla/-s, tableta/-s

قرع : calabaza

قرفة : canela

قرن : cuerno

قرنفل : clavo

قسط : *costus*

قسيس : raíz de orris, raíz de lirio

قشور / قشر : cáscara/-s, corteza/-s

قصب : caña

قلب : corazón

قنطوريون : centaurea

قوّة : fuerza

قوّى : fortalecer

قيصوم : aquilea

كافور : alcanfor

كبّابة : cubeba, pimienta cubeba, pimienta de Java

كبد : hígado

كبر : alcaparro, alcaparra

كبريت : azufre

كحل : kohl, sulfuro de antimonio

كرم : vid, viña

كثيراء : tragacanto

كراويا : alcaravea

كرب : turbación, angustia vital, inquietud

كرسنّة : arveja, yero

كرفس : apio

كرفس نبطيّ : apio nabateo, apio nabo

كركيّ : grulla

كرم : vid, viña

كرنب : col

كزبرة : cilantro

كزبرة بير : culantrillo

كشوثا ، كشوتا ، كشوت : cuscuta

كفر يهوديّ : betún de Judea, betún de los judíos

كمّون : comino

كندر : incienso

كندس : pelitre

كاربا ، كهربا : ámbar amarillo, karabé

كور : falso bedelio

لازورد : lapislázuli

لؤلؤ : perlas

لؤلؤ الكحل : lirio barbado, *Iris germanica*, "perla del kohl"

لبّ : pulpa, parte interior, esencia

لبان : olíbano

لبان ذكر : olíbano macho

لبن : leche

لبنا : estoraque líquido, miel de incienso

لبنا الرهبان : incienso de los monjes

لتّ : machacar, mezclar con

لحاء ، لحى : liber

لسان الثور : borraja

لسان الحمل : llantén, plantaina

لسان العصافير : fruto del fresno, sámara

لسع : picadura, mordedura

لطخة : pomada, crema, emplasto

لعاب : mucílago

لعوق : electuario

لفّاح : mandrágora

لقوة : parálisis facial

لكّ : lacre, laca

لوز : almendra

ليّن : ablandar, laxar

ماء : agua, jugo

مالنخوليا : melancolía

ماميران : celidonia, ficaria

مثلّث : melote condensado

محرورون / محرور : febril

محلب : guindo

مرّ : mirra

مرّة : bilis, hiel

مرّة سوداء : bilis negra, atrabilis, melancolía

مرارة : vesícula biliar

مرجان : coral

مرزنجوش : mejorana

مرس : macerar

أمراض / مرض : enfermedad/-es

مرماخور : maro, marrubio

مرو : maro

مروخ : ungüento, unto

مزاج : constitución física, temperamento, complexión

مسك : almizcle

مشكطرامشير : díctamo

مصطكاء ، مصطكى : almáciga

معجون : electuario, pasta

مغص : retortijones, cólico

معدة : estómago

مفاصل : articulaciones

مفلوج : hemipléjico

مقعدة : ano

مقل : bedelio

ملح : sal

ملح درانيّ ، ملح أندرانيّ : sal gema, sal mineral

مو : pinillo oloroso, yendro

ميبة : jugo de membrillo

ميعة : estoraque

ميعة سائلة : estoraque líquido

ميويزج : estafisagria

ناردين : nardo, lavándula

نافع : beneficioso

نفع : beneficiar, ser beneficioso

نارمشك : almizcle de granada, granada almizclera

نانخاه : ammi

نبق : azufaifo

نبيذ : vino

نحل : abeja

نخل : tamizar

نزف الدم : hemorragia

نسمة : dificultad respiratoria

نسيان : amnesia

نعنع : menta, hierbabuena

نفث الدم : esputo de sangre

نفس : alma, espíritu

نفس : respiración

نفع : beneficiar

نقع : macerar

نكهة : aliento

نمّام : serpol, tomillo silvestre

نواة : hueso de dátil

نوّار : flores

نوشادر : amoniaco, cloruro de amonio

نوم : sueño

نيتومة : ajedrea, hierba de las olivas

نيم : nim, neem, nimbo de la India, margosa de la India

هرنوة : pimienta de la India

هزارجشان : brionia negra, nueza negra

هضم : digestión

إهليلج ، هليلج : mirobálano

هليون : esparraguera, espárrago común

اهتمام / همّ : preocupaciones, ansiedad, ansia

هندباء : achicoria

هوامّ : bichos, insectos, sabandijas

هيل بوّا : cardamomo pequeño

أوجاع / وجع : dolor/-es, dolencia/-s

وحشة : desolación, melancolía

ورد : rosa

أوراق / ورق : hoja/-s

أورام / ورم : tumor/-es

وسواس : turbación, obsesión, idea fija

يواقيت : piedras jacintas y otras piedras preciosas

BIBLIOGRAFÍA

1. Fuentes árabes, estudios sobre Al-Zahrāwī, y obras bio-bibliográficas y de carácter general

- Al-ḌABBĪ, *Bugya al-multamis fī ta'rīj riŷāl ahl Al-Andalus*, ed.F.Codera y J.Ribera, I, Madrid 1884-1885, pp.271-272.

- AL-ḤUMAYDĪ, Ŷad̲wa *al-muqtabis fī ta'rīj 'ulamā' Al-Andalus*, ed. Muhammad Ibn Tawit Al-Tanyi, Al-Qāhira 1952.

- AL-MAQQARĪ, *Nafḥ al-ṭīb min-guṣn Al-Andalus al-raṭīb (Analectes sur l'histoire et la littérature des Arabs de l'Espagne)*, Leiden 1855-1861; II, pp.119, 125.

- ARVIDE CAMBRA, L.M., "El ms. árabe 5772 de la Biblioteca Nacional de París sobre el *Kitāb al-taṣrīf* de Al-Zahrāwī (c.936-c.1013)", *Actas del VII Congreso Internacional "Encuentro de las Tres Culturas"*, Granada 1992, pp.31-37.

- ARVIDE CAMBRA, L.M., "Al-Zahrāwī y el *Kitāb al-taṣrīf*", *Revista del Instituto Egipcio de Estudios Islámicos*, XXIX, Madrid 1997, pp.123-138.

- ARVIDE CAMBRA, L.M., "Un ejemplo de medicina práctica en al-Andalus: El tratado XIX del *Kitāb al-taṣrīf* de Abū l-Qāsim Al-Zahrāwī (c.936-c.1013)", *Dynamis*, 21, Granada 2001, pp.73-91.

- ARVIDE CAMBRA, L.M., "Algunas recetas de Abulcasis para la salud y el embellecimiento corporal", *Aynadamar*, I, Cádiz 2002, pp.133-146.

- ARVIDE CAMBRA, L.M., "Abulcasis Al-Zahrawi, the Surgeon of Al-Andalus", Proceedings 2nd Pan-American Interdisciplinary Conference (PIC2016), pp.253-260: *European Scientific Journal*, May 2016/Special edition, pp.240-247.

- ARVIDE CAMBRA, L.M., "Medieval recipes for treatment of hair contained in the Kitab al-Tasrif (Book of medical arrangement) of Abulcasis Al-Zahrawi (c.936-.1013)", *Saudi Journal of Medical and Pharmaceutical Sciences* (*SJMPS*),Vol.3, No.5, May 2017, pp.380-383.

- ARVIDE CAMBRA. L.M., "Medieval Recipes Written by Al-Zahrāwī for Health and Skin Care", *Recent Trends in Pharmaceutical Sciences and Research*, Vol.2, Issue 2, MAT Journals, 2020, pp. 8-10.

- ARVIDE CAMBRA, L.M., "Medieval recipes about toothpastes by Abulcasis", *Open Journal of Dentistry and Oral Medicine*, Vol.8, No.1, 2020, pp.7-10.

- ARVIDE CAMBRA, L.M., "Dermatology prescriptions by Abulcasis Al-Zahrawi (c.936-c.1013)", *Advances in Pharmacology and Clinical Trials*, Volume 5, Issue 2, 2020.

- ARVIDE CAMBRA, L.M., "Recipes From Abulcasis Al-Zahrawi (C.936-C.1013) For Cough Treatment", *Global Journal of Arts and Social Sciences*, Volume 5, Issue 1, June 7, 2023.

- ARVIDE CAMBRA, L.M., "Medieval Recipes by Al-Zahrāwī for Heart Palpitations Treatment", *Advances in Pharmacology & Clinical Trials*, Vol.10, Issue 1, 2025, pp.1-3.

- BOLAND, R. & ALII, *Kaplan & Sadock's Synopsis of Psychiatry: Behavioral Sciences, Clinical Psychiatry*, 10ª ed., Philadelphia, PA: Lippincott Williams & Wilkins, 2007.

- BROCKELMANN, C., *Geschichte der arabischen Litteratur*, I, Leiden 1937, p.239; y *Supplementband*, I, Leiden 1937, p.425.

- CAMPBELL, C., *Arabian Medicine and its influence on the Middle Ages*, Amsterdam 1974.

- CONDE, J.A., *Historia de la dominación árabe en España*, Madrid 1874.

- DOZY, R., *Supplément aux dictionnaires arabes*, 2 t. Leyde-Paris 1967, 3eme. edition.

- DOZY, R; ENGELMANN, W.H., *Glossaire des mots espagnols et portugais derivés de l´arabe*, Amsterdam 1965, 2eme.edition.

- DUBLER, C.; TERÉS, E., *La Materia Médica de Dioscórides. Transmisión medieval y renacentista*, II, Tetuán-Barcelona, 1952, 1957.

-ENGESER, M., *Der "Liber Servitoris" des Abulcasis (936-1013).* Überzetzung *Kommentar und Nachdruck der Textfassung von 1471*, Stuttgart 1986.

- FONT QUER, P., *Plantas medicinales. El Dioscórides renovado*, Barcelona 1985, 9ª edición.

-HAMARNEH, S.K., "The first known independent treatise on cosmetology", *Bulletin of the History of Medicine*, XXXIX, 1965, pp.309-325.

- HAMARNEH, S.K., *History of Arabic Medicine and Pharmacy*, Cairo 1967.

- IBN ABĪ UṢAYBI'A, *'Uyūn al-anbā' fī-ṭabaqāt al-aṭibbā'*, II, Bayrūt 1979, p.85.

- IBN AL-ABBĀR, *Kitāb al-takmila li-kitāb al-ṣila*, ed. Codera, Madrid 1915.

IBN KHALLIKĀN, *Wafayāt al-a'yān wa-anbā' abnā' al-zamān*, ed Iḥsān 'Abbās, Vol.IV. Bayrūt, 1968, p.296.

- IBN AL-KHATTABI, *Atteb wa al-atibba fi al-Andalus al-Islamia*, I, Beyrouth 1988, pp.111-274.

- IBN AL-QIFṬĪ, *Ijbār al-'ulamā'*, al-Qahira 1908.

- IBN ṢĀ'ID AL-ANDALUSĪ, *Ṭabaqāt al-ummam*, ed. Hayat 'Ulwan, Bayrūt 1985.

- IBN ŶULŶUL, *Ṭabaqāt al aṭibbā' wa-l-ḥukamā'*, ed. Fu'ād Sayyid, Al-Qāhira 1955.

- IḤSĀN 'ABBĀS, *Rasā'il Ibn Ḥazm*, Bayrut 1981.

- KAḤḤĀLA, ʻUMAR R., *Muʻŷam al-muʼallifin*, IV, Bayrūt 1988, p.105.

- LECLERC, L., *Histoire de la médecine arabe*, I, Paris 1876, pp.437-457.

- LEVEY, M., *Early Arabic pharmacology. An introduction based on ancient and medieval sources*, Leiden 1973.

- LIBBY, P & ALII (Eds.), *Braunwald. Tratado de cardiología: Texto de medicina cardiovascular*, 12ª ed., 2 vols., Barcelona: Elsevier, 2023.

- LINDBERG, O.C., *Science in the Middle Ages*, Chicago 1978.

- MEYERHOF, M., "Esquisse d´histoire de la pharmacologie et la botanique chez les musulmans d´Espagne", *al-Andalus*, III, 1935, pp.1-91.

- MEYERHOF, M., *L´explication des noms des drogues. Un glossaire de matière médicale composée par Maïmonide*, Le Caire 1940.

- MIELI, A., *La science arabe et son rôle dans l´évolution scientifique mondiale*, Leiden 1966.

- PALACIOS, S., *Palestra pharmaceutica chymico-galenica*, Madrid 1725.

- SAVAGE-SMITH, E., "Al-Zahrāwī", *Encyclopaedia of Islam*, XI, Leiden 2002, pp.398-399.

- SCHOELER, G., *Arabische Handschriften*, Band II, Stuttgart 1990.

- SEZGIN, F., *Geschichte der arabischen Schriftums*, III, Leiden 1975, pp.323-325.

-TABANELLI, M., *Albucasis, un chirurgo arabo dell'alto medioevo: la sua epoca, la sua vita, la sua opera*, Firenze 1961.

- ULLMANN, M., *Die Medizin im Islam*, Leiden 1970, pp.149-151.

2. Ediciones y traducciones del *Kitāb al-taṣrīf*

2.1) Ediciones completas

- SEZGIN, F., Edición facsímil del Ms.502 de la Biblioteca Süleymaniye Umūmī. Kütüphanesi de Estambul; publicada por el Institute for History of Arabic-Islamic Science, Johann Wolfgang Goethe University, 1986.

2.2) Ediciones parciales

- ARVIDE CAMBRA, L.M., *Un tratado de polvos medicinales en Al-Zahrāwī*, Servicio de Publicaciones de la Universidad de Almería, Almería 1994. (Tratado XVI).

- ARVIDE CAMBRA, L.M., *Tratado de pastillas medicinales según Abulcasis*, Almería 1996. (Tratado XVII).

- ARVIDE CAMBRA, L.M., *Un tratado de oftalmología en Abulcasis*, Servicio de Publicaciones de la Universidad de Almería, Almería 2000. (Tratado XX).

- ARVIDE CAMBRA, L.M., *Un tratado de odontoestomatología en Abulcasis*, Servicio de *Publicaciones* de la Universidad de Almería, Almería 2003. (Tratado XXI).

- ARVIDE CAMBRA, L.M., *Un tratado de estética y cosmética en Abulcasis*, Grupo Editorial Universitario, Granada 2010 (Tratado XIX, Parte II).

- ARVIDE CAMBRA, L.M., Un tratado de neumología en Abulcasis, Madrid 2024 (Tratado XXII).

- CHANNING, J., *Abulcasis de chirurgia. Arabice et latine*, 2 vols., Oxonii 1778. (Tratado XXX).

- GIL GANGUTIA, C., *La maqāla XVIII del Kitāb al-taṣrīf de Al-Zahrāwī*, Tesis Doctoral, Universidad de Almería, 1995. (Tratado XVIII).

- HAMARNEH, S.K.; SONNEDECKER, G.A., *A pharmaceutical view of Abulcasis al-Zahrawi in Moorish Spain*, Leiden 1963, pp.81-97. (Tratado XXV).

- SPINK, M.S.; LEWIS, G.L., *Albucasis on surgery and instruments*, London 1973 (Tratado XXX).

- RICIUS, Paul, *Liber theoricae nec non practicae Alsaharavii in prisco Arabum Medicorum conuentu facile principis, qui vulgo acararius dicitur. Alzaharavii Compendium artis medicae*, Augsburg 1490. (Tratados I-II).

2.3) Traducciones parciales renacentistas

- GERARDO DE CREMONA: traducción latina, impresa en Venecia, en 1497, 1499, 1500. Otras ediciones: en Estrasburgo 1506, 1530, 1531, 1532; y en Basilea 1541: *Albucasis methodus medendi cum instrumentis ad omnes fere morbis depictes.* (Tratado XXX)

- SIMÓN DE GÉNOVA & ABRAHAM JUDEUS DE TORTOSA: traducción latina, impresa por Nicola Jenson Gallicum, Venezia 1471: *Liber servitoris.* (Tratado XXVIII).

- PAUL RICIUS: traducción latina, impresa por Segismund Grimm, Augsburg 1490: *Liber theoricae nec non practicae Alsaharavii in prisco Arabum Medicorum conuentu facile principis, qui vulgo acararius dicitur. Alzaharavii Compendium artis medicae*. (Tratados 1-2).

- *Explicatio ponderum et mensararum in libris medicis accurrentium.* (Tratado XXIX, Parte V).

2.4) Traducciones parciales modernas

- ARVIDE CAMBRA, L.M., *Un tratado de polvos medicinales en Al-Zahrāwī*, Servicio de Publicaciones de la Universidad de Almería, Almería 1994. (Tratado XVI) (traducción española)..

- ARVIDE CAMBRA, L.M., *Tratado de pastillas medicinales según Abulcasis*, Almería 1996. (Tratado XVII) (traducción española).

- ARVIDE CAMBRA, L.M., *Un tratado de oftalmología en Abulcasis*, Servicio de Publicaciones de la Universidad de Almería, Almería 2000. (Tratado XX) (traducción española).

- ARVIDE CAMBRA, L.M., *Un tratado de odontoestomatología en Abulcasis*, Servicio de *Publicaciones* de la Universidad de Almería, Almería 2003. (Tratado XXI) (traducción española).

- ARVIDE CAMBRA, L.M., *Un tratado de estética y cosmética en Abulcasis*, Grupo Editorial Universitario, Granada 2010 (Tratado XIX, Parte II) (traducción española).

- ARVIDE CAMBRA, L.M., Un tratado de neumología en Abulcasis, Madrid 2024 (Tratado XXII) (traducción española).

- GIL GANGUTIA, C., *La maqāla XVIII del Kitāb al-taṣrīf de Al-Zahrāwī*, Tesis Doctoral, Universidad de Almería, 1995. (Tratado XVIII) (traducción española)

- HAMARNEH, S.K.; SONNEDECKER, G.A., *A pharmaceutical view of Abulcasis Al-Zahrāwī in Moorish Spain*, Leiden 1963, pp.98-125 (Tratado XXV) (traducción inglesa)

- LECLERC L., *La chirurgie d'Abulcasis*, Paris 1861 (Tratado XXX) (traducción francesa).

- SPINK, M.S.; LEWIS, G.L., *Albucasis on surgery and instruments*, London 1973. (Tratado XXX) (traducción inglesa).

- SAUVAIRE, H., "Traité sur les poids et mesures par ez-Zahrawy", *Journal of Royal Asiatic Society*, 16, 1884, pp.495-524. (Tratado XXIX, Parte V) (traducción francesa).

APÉNDICE

Folio 452. Ms. Árabe nº502, Süleymaniye Umūmī Kütüphanesi, Estambul, Turquía

Folio 176r°. Ms Árabe n°137, colección Ṭibb Taymūr, Dār al-Kutub al-Miṣriyya, El Cairo, Egipto

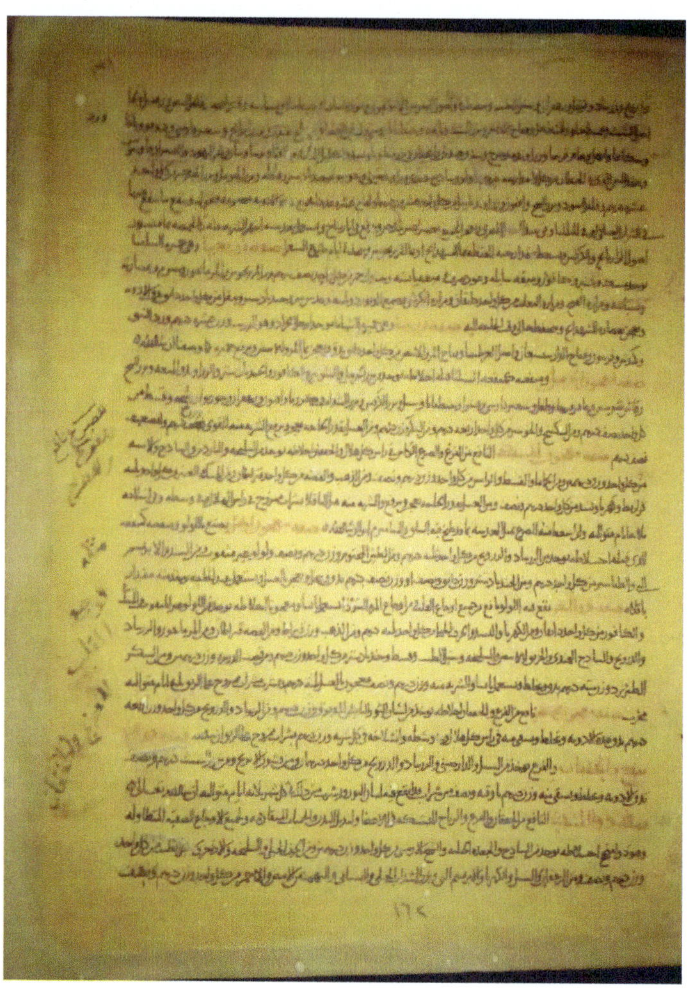

Folio 222vº. Ms. árabe nº16, Khuda Bakhsh Oriental Public Library Bankipore, Patna, La India

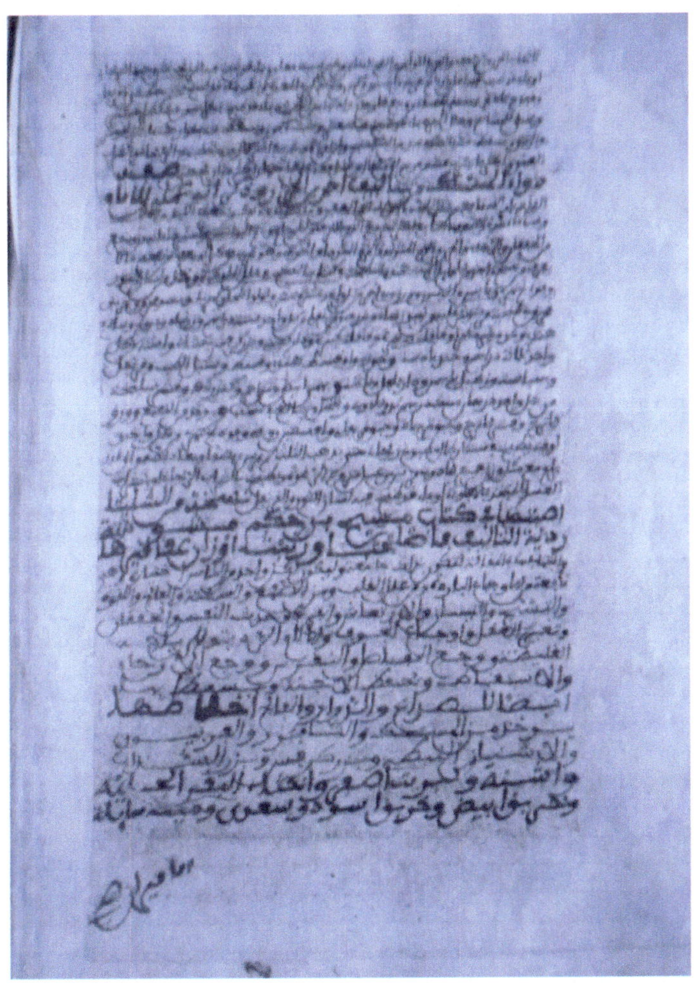